U0858430

妇幼保健医师丛书

计划生育和生育调节

主　编　程利南

副主编　胡晓宇　刘晓瑗

编者姓名（按姓氏笔画排列）

方爱华　刘晓瑗　岑舒远　陈勤芳

吴　愉　金　勤　胡晓宇　康建中

程利南

中国协和医科大学出版社

图书在版编目（CIP）数据

计划生育和生育调节／程利南主编．—北京：中国协和医科大学出版社，2008.3
（妇幼保健医师丛书）
ISBN 978－7－81072－999－4

Ⅰ．计…　Ⅱ．程…　Ⅲ．①计划生育－基本知识②避孕－基本知识　Ⅳ．R169

中国版本图书馆 CIP 数据核字（2008）第 005534 号

妇幼保健医师丛书
——计划生育和生育调节

主　　编：程利南
责任编辑：孙　兰　田　奇

出版发行：中国协和医科大学出版社
（北京东单三条九号　邮编 100730　电话 65260378）
网　　址：www. pumcp. com
经　　销：新华书店总店北京发行所
印　　刷：北京佳艺恒彩印刷有限公司

开　　本：850×1168　1/32 开
印　　张：5.25
字　　数：130 千字
版　　次：2008 年 4 月第一版　2015年8月第二次印刷
定　　价：12.00 元

ISBN 978－7－81072－999－4

《妇幼保健医师丛书》

编写委员会

丛书前言

近些年来，人群和社区服务的观点已成为医学模式转变过程中最关键的转变，这是不断满足人民群众日益增长的健康需求和更快更好地发展卫生事业的必然要求。妇幼卫生作为一门新兴的群体医学，具有不同于临床医疗、也不同于一般疾病预防的独特的学科特点，因而在增进人群健康和促进城乡社区卫生服务中有着不可替代的明显优势，它通过研究妇女儿童正常生理变化的规律及影响因素，采取技术策略和政策措施进行干预，并对干预效果进行评估与改进，达到提高妇女儿童整体健康水平的目的。其内容不仅涉及医学，也涉及社会科学的相关领域。妇幼卫生学科体系的建立和日臻完善，对于弥合近代预防医学和临床医学的裂痕，具有突破性的重大意义和深远影响。我们从事妇幼卫生管理和业务技术工作的同志，都应把学习放在突出位置，务必深刻认识我们立足和服务的这个领域，准确把握新时期妇幼卫生工作方针所赋予的工作内涵和重大任务，为建设学习型、创新型的妇幼卫生专业队伍和发展妇幼卫生事业共同做出不懈的努力。

经过多年建设，我国妇幼卫生服务机构和专业队伍已经初具规模。国家和各省（区、市）通过项目培训、专业教育和继续教育等多种途径，积极促进妇幼卫生队伍整体素质的提高。但由于基础条件等多种因素的限制，妇幼卫生队伍的知识结构和专业技能还不能适应广大妇女儿童的卫生保健需求，这在城乡基层尤其是边远贫困地区的基层表现得更为突出。广大妇幼卫生工作者在提高自身业务素质的各种努力中，迫切需要具有科学性、实用性和指导性的专业参考书籍，供他们学习使用。《妇幼保健医师丛书》的付梓问世，应当说是对这种学习愿望和迫切需要的一种满足。我相信，这套丛书一定会有助于广大妇幼卫生工作者丰富专业知识、提高基本技能，对于改善城乡基层妇幼卫生队伍的知识结构，增强服务能力，发挥应有的重要作用。

《妇幼保健医师丛书》是由中国疾病预防控制中心妇幼保健中心具体组织，国内相关专家共同参与编写的。这套丛书面向基层妇幼卫生队伍，汇集了诸多专家的智慧，也渗透了多年来开展妇幼卫生培训教育的经验与得失。因此，这套丛书的内容涉及了基层妇幼卫生工作的各主要领域，既有基本理论的简明介绍，也有基本技能和实际操作的具体指导，其科学性、针对性和实用性都很强，而且通俗易懂，便于学习，我希望各地妇幼卫生工作者能够充分利用这套丛书提高专业水平和为基层服务的能力，也希望这套丛书能够成为各地开展培训的参考教材。同时借此机会，对编著出版这套丛书的各位专家及有关同志表示衷心的谢意！

卫生部妇幼保健与社区卫生司 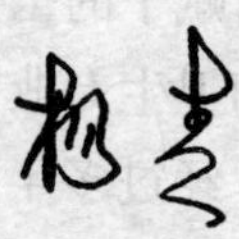

前 言

20 世纪 90 年代，“生殖健康”概念的形成，逐渐得到了国际社会的普遍接受和重视，也为我国计划生育事业的发展拓宽了思路和提供了有益的经验。进入 21 世纪，“大人口”、“人口安全”概念的提出，对计划生育技术服务又提出了新的、更高标准的要求。从“大人口”、“人口安全”概念的出发，我们的计划生育技术工作需要从以下几个方面不断改进和加强：①开展避孕方法的知情选择；②为育龄群众提供优质的生殖保健服务；③提高男性参与计划生育的责任感和积极性；④注意流动人口、下岗待业人员等特殊人群的生殖保健需求；⑤减少非意愿妊娠；⑥深入开展生殖健康教育和生殖健康促进。这几方面的工作，对于我们现有的妇幼保健及计划生育技术队伍，不仅需要有为人民服务的奉献精神，而且需要不断学习新的知识，对技术精益求精。

受中国妇幼保健中心的委托，“中国生殖健康技术指导培训中心”（暨上海市计划生育技术指导所）于 2006 年至 2007 年的两年间，组织全所业务人员在总结长期实践经验的基础上编写了这本《计划生育和生育调节》。鉴于本书主要面向县乡级妇幼保健工作者，全书以简明扼要、条理清晰、便于使用为原则，集计划生育的成熟技术、咨询技巧和规范管理于一体，对计划生育技术工作中经常遇到的问题及处理方法，均尽可能地作了可操作性和指导性的阐述。

由于作者的学术水平有限，难免有不全、不妥之处，望同道多多指教，以便在再版中改正。无论如何，《计划生育和生育调节》的出版，将为妇幼保健和计划生育技术工作者提供一本有益的工具书和教材。《计划生育和生育调节》可作为计划生育技术规范化实践的参考资料，也可作为从事妇产科、男性科等临床工作者的参考书。

让我们一起，为人类的神圣事业——计划生育、生殖健康和人口安全努力奋斗！

程利南

2007年12月2日

目 录

第一章 概论

第一节 计划生育技术的基本理论

1 计划生育技术工作的作用

计划生育技术工作的作用主要体现在如下三个方面：

(1) 有效地控制人口增长：通常节育率与生育率密切相关，人群中采用避孕节育措施的百分率越高，人口出生率就越低。联合国有关组织曾报道过32个国家统计资料分析的结果：节育率提高2.4%，人口出生率可下降1‰；节育率在70%以上，人口出生率可以下降到16‰以下；反之，节育率在20%以下，人口出生率则在34‰以上。计划生育技术工作是提高人群中节育率的一个重要环节。因此，提高计划生育技术指导和技术服务水平，也就成为有效控制人口增长的一项关键措施。

(2) 提高出生人口质量和妇幼保健水平：计划生育技术指导和技术服务是直接围绕育龄人群生育、节育、不育及其相关问题和需求，使人们能够通过计划生育措施来避免在不适当的情况或条件下妊娠，减少意外妊娠及由此采用的补救措施（如人工流产），减少不良婴儿出生，降低生殖过程中某些疾病和并发症的发生率，有利于提高出生人口素质，也有利于提高妇幼保健水平。

(3) 有利于实施基本国策：优质的计划生育技术指导和技术服务能促进广大育龄群众对计划生育这项基本国策和现行计划生育政策的理解，转变传统的生育观念，从而自觉实行计划生育。

2 计划生育技术工作的内容

(1) 计划生育和生殖健康教育：通过计划生育和生殖健康教育引导育龄群众更新婚育观念，并使他们了解必要的生殖生理和有关生殖健康的知识，掌握一些生育、节育的措施和方法，提高自我保护和自我保健意识。

(2) 计划生育技术服务：

1）咨询指导：在计划生育和生殖健康教育解决共性问题的基础上，提供咨询指导，进行双向交流，可以有针对性地解决个性问题，也可以解决一些不适宜在大众中宣教及一些群众难以启齿的问题。咨询范围包括：避孕节育、生育指导以及性问题等。

2）发放避孕药具：按有关规定进行免费供应或零售服务。在发放避孕药具的同时，要介绍避孕原理、适应证、禁忌证、正确使用方法、常见不良反应及其防治办法以及需要随访或就医的一些情况。

3）计划生育手术及其他有关技术服务：放置和取出宫内节育器，放置和取出皮下埋植避孕剂，终止妊娠（药物流产和手术流产），男、女绝育术，紧急避孕等。除须保证手术质量外，还须做好跟踪随访以及不良反应与并发症的防治等工作。

4）其他：参与生殖健康相关的其他工作，如青春期教育、婚前保健系列服务、不孕不育的诊治、更年期保健等，以及协助性传播疾病、遗传病和某些妇科疾患的防治等。

（3）开展计划生育临床科研和相关业务培训。

3 计划生育技术服务机构

目前，我国从事计划生育技术工作的服务网络由两大系统的三类机构组成：一是由卫生部门所属的各级妇幼保健院（所、站）和各级医院相关科（室）；另一是由计划生育系统所属的计划生育技术服务机构如指导所（站）、服务站（所、室）等。组织网络大致如图1－1：

至今，我国各地各级计划生育技术服务机构虽然组织形式和名称尚未完全统一，但承担的任务基本相同，仅在工作上各有侧重。通常，县及县以上医院或计划生育服务站开展男、女绝育，放、取宫内节育器，人工流产，药物流产和紧急避孕等计划生育技术业务。镇（乡）卫生院和计划生育服务机构、城市街道医院，根据力量和设备条件可开展上述计划生育技术业务，人工流产只能做到妊娠10周；一般不开展药物流产，因无输血和抢救条件，能就近转院者例外。村（居委会）卫生室发送避孕药具，进行计划生育宣传、动员、指导和随访，一般不开展计划生育手术。

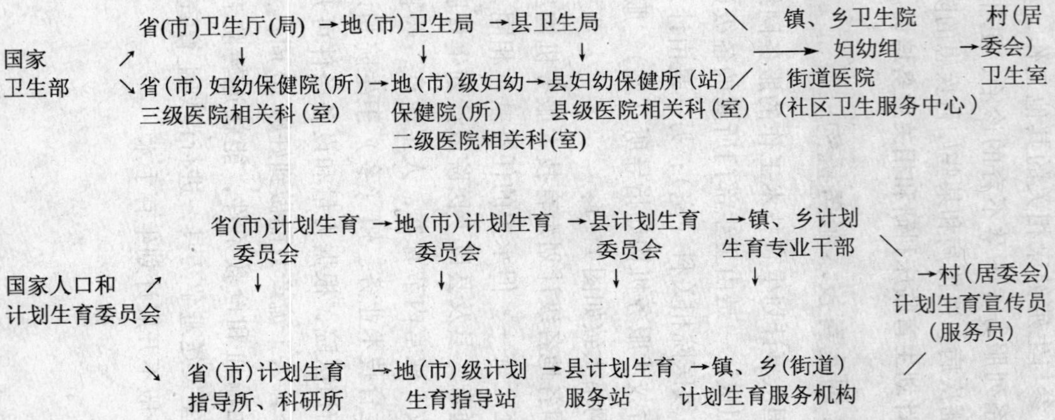

国家卫生部 ↗ 省(市)卫生厅(局) →地(市)卫生局 →县卫生局 ↘ 镇、乡卫生院妇幼组 →村(居委会)卫生室

国家卫生部 ↘ 省(市)妇幼保健院(所) 三级医院相关科(室) →地(市)级妇幼保健院(所) 二级医院相关科(室) →县妇幼保健所(站) 县级医院相关科(室) ↗ 街道医院(社区卫生服务中心)

国家人口和计划生育委员会 ↗ 省(市)计划生育委员会 →地(市)计划生育委员会 →县计划生育委员会 →镇、乡计划生育专业干部 ↘ →村(居委会)计划生育宣传员(服务员)

国家人口和计划生育委员会 ↘ 省(市)计划生育指导所、科研所 →地(市)级计划生育指导站 →县计划生育服务站 →镇、乡(街道)计划生育服务机构 ↗

(每一级委员会 ↓ 对应的指导机构；每一级卫生行政部门 ↓ 对应的妇幼保健机构)

图1-1　计划生育技术服务组织网络

第二节　计划生育优质服务

4　计划生育优质服务的基本要素

所谓计划生育优质服务是指以礼貌的、关心的和愉快的方式，向服务对象提供完整准确的信息，提供全程高质量的计划生育技术服务。美国学者 Judith Bruce 曾经建议从以下六个方面评价计划生育服务质量。

（1）避孕方法选择：即一个诊所是否可以提供足够多的避孕方法，以及是否可以针对不同的人群（不同的年龄、性别、婚育状况、哺乳状况、身体健康状况和个人的需求和喜好）提供适合于对象的避孕方法，应具有可变性。

（2）为对象提供避孕信息是否做到准确性、完整性、实用性和通俗性：所谓的准确性就是所提供的信息必须是正确的、有科学根据的，不是服务提供者自己想象的；完整性指所提供的信息必须包括与某种避孕方法相关的所有正面的和负面的信息（优点和缺点，可以包括避孕原理、使用方法、避孕有效性、可能的不良反应和并发症及其简单的处理、价格、保存和供给方式等），也指应向对象提供所有他/她可以使用的各种避孕方法的信息，而不是有所偏向；实用性指所提供的信息是对象可以获得和使用的；通俗性指提供信息的方式方法应该与对象的理解程度和对避孕方法的知晓程度相一致。

（3）服务提供者的技术技能是否能够满足服务的要求：包括提供者的临床操作技能，是否按照操作常规进行，有无遵循无菌操作原则进行手术等。

（4）**服务提供者人际交流技巧：**表现在服务提供者和服务对象之间的关系是否融洽，是否和谐互动、彼此信任。

（5）**服务的持续性：**表现在所有的计划生育技术服务都应有随访反馈机制。通过随访反馈，了解对象是否还在使用当初选用的避孕方法，使用过程中性伴双方是否满意，是否需要更换或补充新的避孕药具。随访可以通过家访、电话或对象来诊所就诊时进行。

（6）**服务的适宜性：**尽管计划生育技术服务本身是有利于服务对象自身的健康，但服务提供过程也应该考虑对象是否方便和可以接受，是否可以与其他保健服务（如妇幼保健、产后保健、性病和艾滋病防治）相结合，减少对象的往返次数和提高可接受性。

5 计划生育服务对象权利及其保护

近年来，特别是1994年在埃及开罗举行的国际人口与发展大会（简称ICPD）明确指出了性与生殖权利，各参会国的政府都在会议上承诺要保障本国公民享有相关的权利。国际计划生育联盟（IPPF）也曾将计划生育服务对象的权利罗列成如下10大项：

（1）**可获得性：**所有人都有权获得各种计划生育服务，无论他们的性别、种族、肤色、婚姻状况或居住地。服务的获得权是服务对象最基本的权利，而且优先于我们为服务对象服务的责任，所以我们所有的服务应该树立以人为本，以服务对象为中心，满足服务对象的各种需求。

（2）**信息权：**所有公民都有权通过服务和在社区了解并获得完整准确的有关各种计划生育方法的好处、不足和可获得性等方面的信息。

（3）**选择权**：服务对象有权自由决定是否实行计划生育和是否使用、停用或改换某种计划生育或避孕方法。在对象实施选择权之前，他们必须获得做选择所必需的完整准确的信息，再结合自己或夫妇双方的喜好和需求，做出适宜的选择或决定。

（4）**安全性**：有权获得安全有效的计划生育服务，无论从服务质量还是从具体避孕方法方面都应该保障安全性。

（5）**隐私性**：有权在一个私密的环境接受咨询和服务。

（6）**保密性**：有权要求保证在接受服务的过程中所提供的个人信息能够获得保密。服务提供者除了学术要求，可以进行案例分析，否则不得将对象的信息与他人分享。

（7）**人格尊严**：有权被礼貌地、关心地对待，不会遭受由于个人性别、婚姻、社会关系和知识层次而带来的偏见。

（8）**舒适权**：有权在接受服务时要求感到舒适，包括服务设施及服务质量。

（9）**持续性**：只要服务对象自己愿意，他们在同一或另一服务场所有权继续获得避孕服务和药具。

（10）**观点表达权**：有权对所接受的服务表达观点，包括对服务内容的想法，对服务过程和服务提供者的感谢、投诉和建议等。

（摘自 IPPF：对象的权利。伦敦，1991）

6 开展计划生育咨询的意义和步骤

如前所述，计划生育服务对象拥有获得服务的权利，有获得各种与计划生育有关的信息和做出适宜选择的权利。要做到这些，对象就需要通过不同的途径获得信息，并在完全知情的情况下做出选择。这些不同的途径中一个非常有效的方式就是面对面咨询。

通过面对面的交流，服务提供者或咨询者可以帮助对象确定自己的需求，消除担心或疑惑，澄清错误的概念和谣传，找出产生问题的根源，分析产生问题的原因，从而更有效地帮助对象。在面对面的咨询中，咨询双方除了交换和分享信息外，同时进行心理状态的互换，所以可以给予对象心理上和情感上的支持。而且咨询中服务提供者和服务对象之间相互尊重，彼此平等，没有强迫，服务对象更乐于接受相关的信息，可以更好地为自己做出选择和决定。就计划生育而言，服务对象，特别是那些从未使用过任何计划生育方法者，或由于对计划生育和避孕方法使用失误或道听途说了各种谣言误传，可以在服务提供者当面的、无偏见的指导下了解真实的情况，对选择的避孕方法的各个方面，包括避孕原理、种类、避孕有效性和其他益处、使用方法、使用后可能产生的不良反应和并发症、供给方式和价格等获得全面准确的了解，并结合自己和性伴侣的喜好和需求，做出真正的知情选择。

正因如此，计划生育咨询可以帮助对象知情、自主地选择适宜的避孕方法，帮助对象有效和持续地使用自己所选用的避孕方法，帮助对象积极应对或及时到医院处理使用过程中产生的不良反应或并发症，从而提高对象对计划生育和避孕方法的可接受度和满意度，同时也使服务提供者提高自身的满意度。

咨询的步骤可以分为六大部分，即 GATHER 方法：

G（greeting）：即迎接、问候对象。当与对象初次接触时，咨询者或服务提供者不是询问对象来门诊干什么，而是应该充分利用语言和非语言交流技巧，向对象表达尊重的和真诚的问候。比如说，当对象踏进门诊时，面带微笑、起身迎接、让座、倒上一杯热茶（如果天比较寒冷的话），也可以与对象握手，问候一下对象。如果比较熟悉的话，也可以问候一下对象的家庭其他成员或对象所关心的人（如新生儿）。可以通过语言表示欢迎，介绍自己和今天就诊期间可能要做的事情等。总之要让对象有美好温馨的第一感觉。

A（asking）：即询问。通过适宜的问题（包括措辞、问法、问题的顺序等），了解对象来诊的目的，了解对象说出的和没有说出、但通过身体语言等表现出来的需求、疑惑、担心。比如说，可以问对象："我可以帮你什么吗?""你能告诉我，你今天来门诊的目的吗?"等。询问也包括与对象进行避孕选择所相关的信息，如年龄、婚育史、既往避孕史、疾病史、过敏史等，了解对象及其性伴侣或配偶对避孕知识的了解和精通程度，是否有特定的喜好和偏爱。

T（telling）：即告诉对象或向对象介绍适宜的避孕方法的信息。为了帮助对象选择，所介绍的避孕方法种类应该不少于三种。介绍避孕信息时，服务提供者应该要注意自己的价值观，注意不要把自己的偏见（对对象或对某种避孕方法）强加在对象身上，应遵循循证医学的原理，科学公正地传递相关信息，不应隐瞒或歪曲有关的信息，如果发现对象有误解，应该及时纠正。介绍信息时，使用的语言应该简单明了，应该将重要的信息放在首位，小量小量地提供，并时常询问对象是否听懂，必要时重复讲解。对于理解能力相对较差的对象，更应该耐心、使用简单易懂的语言，不断地让对象复述，以确保对象真正理解掌握。

H（helping）：即帮助对象做出适宜的选择和决定。只有在对象充分了解了有关信息，并对自己的需求非常清楚的情况下，才可能做出知情、自信的决定。当对象做出决定时，要通过询问核实其决定，是否符合避孕方法医学选择标准。如果违反医学选择标准，应该指导对象重新选择。

E（explaining）：即就对象选择的方法，给予进一步的解释和介绍，包括该避孕方法的各个方面的信息（如上述），以让对象对于自己选择的避孕方法有一个完整、准确的了解，可以坦然面对使用中出现的各种不良反应。解释过程同样要求简明扼要、重点突出、不断复述，必要时可以借用直观教具（实物样品、模型、图片等）进行讲解，或让对象参与进来动手操作，以保证其真正掌握。最好在对象离开前，送上书面的使用方法指导，包括使用中可能发生的不良反应和危险信号，告知何时需要到医院随访。

R（return，refer，reinforce）：即随访、转诊、强化。无论对象选用哪种避孕方法，都应该要求随访，以了解对象是否还在使用、使用中有什么问题、问题的严重程度、是否需要医学干预、是否需要转诊、是否需要强调某些使用注意事项等。

7 开展避孕节育手术前的知情同意书

根据2003年国家卫生部和国家人口与计划生育委员会联合颁布的《计划生育技术常规》，所有对象在知情选择某些手术性避孕方法（包括放取宫内节育器、放取皮下埋植剂、男性或女性绝育术）或节育手术（不同孕期各种终止妊娠的手术，包括药物终止妊娠）后和接受手术前，需要由自己或夫妇双方共同签署知情同意书。签署前，要通过提供相关信息帮助对象理解知情同意书上每一条款的内容，让对象有足够的时间提问，保证对象知晓即将接受的避孕节育手术的作用，了解手术前应做的准备工作，了解手术过程中可能发生的不良反应和并发症，以及手术后近期和远期可能发生的并发症。在询问对象没有其他问题的情况下签署知情同意书。特别强调，签署知情同意书不仅是术前准备的一个部分，更是一个过程。服务提供者，特别是手术医师，应该充分利用签署知情同意书的机会，通俗易懂、深入浅出地详细介绍相关事宜，让对象及其家属真正地知情和同意。

8 心语疏通及其在开展计划生育手术前后的作用

心语疏通（Vocal Local）是由玛丽斯特普国际组织（Marie Stopes International，MSI）创立的一种用于计划生育手术和其他无创或微创外科手术中的非药物镇痛方法。实际上，这是一系列以服务对象为中心的技术和策略，目的是帮助对象在进行简单的计划生育手术操作中应对焦虑、不适和疼痛，没有镇痛药物使用的局限性和危险性。这些技术和策略包括：

（1）诊所的每一个工作人员都具有良好的对象与服务提供者之间的交流技巧： 从对象踏进诊所的最初瞬间，诊所的所有工作人员就应该热情、真诚、微笑地迎接对待他们，包括门卫、保洁、挂号、收费、化验和药房，当然也包括医师和护理人员，让对象有宾至如归的感觉，消除或减缓由于进入一个陌生的环境、并对接着要发生的一切没有把握所带来的焦虑和紧张；通过给对象提供足够的时间和足够的机会，对即将接受的手术有充分的了解；并通过亲切的话语和通俗易懂的方式，向对象提供各种相关的信息，特别是手术过程中的各个步骤和可能发生的情况。在对象接受手术的过程中，一个护士坐在对象床边，面朝对象，背离手术医师，与对象不断地沟通，分散对象注意力，减缓对象对手术过程的担心和焦虑。

(2) 消除诊所环境中的不必要或过多的医学成分：当一个没有任何医学背景的服务对象踏进诊所，特别是检查室和手术室时，会对眼前各种医疗器械和各种可怕的医学挂图产生莫名的恐惧，会在无形之中添加焦虑成分，对于即将接受的检查和手术会产生莫名的痛苦，会影响在检查和手术过程中配合和承受疼痛的能力。为此，可以通过在候诊室、咨询室、检查室和手术室，以及大厅、过道、厕所等部位，张贴一些与医学无关的图片，摆放一些观赏植物或有生命的东西（如鱼），房间内布置尽可能温馨、舒适，包括墙面、桌（建议咨询室内用小圆桌，以减少过于严肃的成分，便于咨询双方放松）和椅（服务提供者和服务对象应坐在同样高度同样质地的椅子上）。同时为了减少因为寻找不同部门带来的焦虑，诊所外应该有显而易见的标志，在诊所内应该有指示清晰、明确的标示系统。

(3) 服务提供者自信地进行技术操作来减少对象的焦虑，鼓励对象在镇痛过程中起到积极的作用：服务提供者应该拥有良好的临床操作技能，在进行技术操作时表现出自信和放松，并将自己的这份信心和良好的情绪通过与对象之间的交流传递给对象，告知对象他/她对检查和手术过程也有着控制能力，他/她是镇痛团队中不可或缺的组成成分，有了他

/她的配合，检查或手术才能顺利地进行。一个人如果对即将发生的事情，有良好的控制力的话，他的焦虑情绪也会随之减缓，在操作过程中疼痛感觉也会明显下降。另外，为预防和减缓对象可能经历的疼痛，服务提供者应该选用轻柔的检查手法或柔适的手术器械，用轻柔的操作方式进行操作。

值得指出的是，提倡应用心语疏通技巧，并非绝对禁止使用镇痛药物，只是首选心语疏通，必要时还是可以使用药物镇痛。

9 心语疏通技巧

如上所述，心语疏通不仅仅是服务提供者和服务对象之间的沟通交流，而且包括环境和操作等方面，目的是减少对象的焦虑。主要分成两个阶段：第一阶段是在对象还未经历疼痛时，通过良好的医患交流，使用轻柔的操作技巧和设备，消除诊所环境中不必要的和过多的医学成分，以及服务提供者自信地交流，告知对象，她也是预防疼痛的团队中的一员，也应积极参与等，来预防对象经历疼痛；第二阶段是在开始操作后，对象可能发生疼痛或不适的感觉时，通过下列一些手段来应对疼痛：

（1）**分散注意力**：在进行妇科或其他非创伤性非侵入性检查或小型手术操作（如放取宫内节育器、早孕人工流产负压吸引术）开始时，负责心语疏通的护士介绍自己，向服务对象详细介绍整个操作的各个过程，告知在操作过程中，对象可能会感到不适，但是维持时间不会很长，一般都能承受，以及她如何配合医师或检查者，教会对象在放松自己时注意用鼻深吸气，用嘴慢呼气，然后陪同对象进入检查室或操作室/手术室。陪同护士帮助对象舒适地躺下或坐在专门的检查椅上，护士面向对象，背离检查者或手术医师，坐在检查或操作床旁，与对象头部同等高度，面带微笑。陪同护士使用开放性的问题，引导对象说话，可以先询问对象感兴趣的休闲活动，讲一些对象有兴趣的话题，目的是让对象不断地讲话，而忽略正在进行的操作，忽略可能经历的疼痛。一般这些操作维持的时间较短，在与对象热烈的沟通和交流中，操作会很快就结束。

（2）**集中注意力：**在使用上述的分散注意力方法时，对象感到了疼痛，一时中断了谈话，但仍可以交谈时，可以有意让对象仔细描述疼痛的部位、疼痛的方式（锐痛、钝痛、持续的痛还是间断的痛等），以及希望用什么方法可以帮助她减缓疼痛（如深呼吸、或紧握对象的手、或按压某个部位等）。一般出现影响谈话的疼痛都发生在操作即将结束前短暂的时间，通过让对象仔细描述，可以赢得时间结束操作。

（3）**对象过于烦躁不安，难以继续配合操作时：**当对象感到疼痛，已经无法继续与陪同护士继续交谈，甚至出现踢打、扭动身体时，操作者应果断地暂停手术，陪同护士要协助医师稳定对象的情绪，指导她使用呼吸技巧，帮助她镇静下来，明确告诉她操作目前已经暂停，只有得到她的同意和配合，才能重新开始。当对象镇静下来，同意完成操作时，重新开始操作，尽快完成操作。

（4）结束操作时，检查者或手术医师和陪同护士应该对对象刚才的表现和配合表示真诚的感谢，护士护送对象到休息室休息，告知有关注意事项。

第三节 计划生育基础知识

10 女性和男性的生殖器官主要组成部分

(1) 女性： 女性生殖器官可分为外生殖器和内生殖器两个部分。女子的外生殖器是阴阜、大阴唇、小阴唇、阴蒂、前庭、尿道口和处女膜等；内生殖器为阴道、子宫、输卵管和卵巢等（图1－2和图1－3）。

1）阴阜：耻骨联合前隆起的脂肪垫。

2）大阴唇：靠近两股内侧的一对隆起的皮肤皱襞。大阴唇下有很厚的皮下脂肪层，并含丰富的血管、淋巴管和神经。

3）小阴唇：位于大阴唇内侧的一对薄皱襞。表面湿润、色褐，含有丰富的神经末梢，感觉敏锐。

4）阴蒂：位于两小阴唇之间的顶端，含有丰富的神经末梢，感觉敏锐，有勃起性。

5）前庭：位于两小阴唇之间的菱形区，前方有尿道口，后方有阴道口。

6）前庭大腺：位于大阴唇后部，左右各一，如黄豆大，开

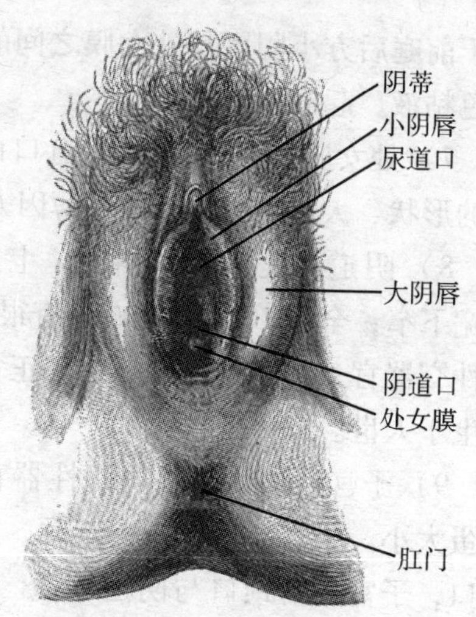

图1－2 女子外生殖器正面观

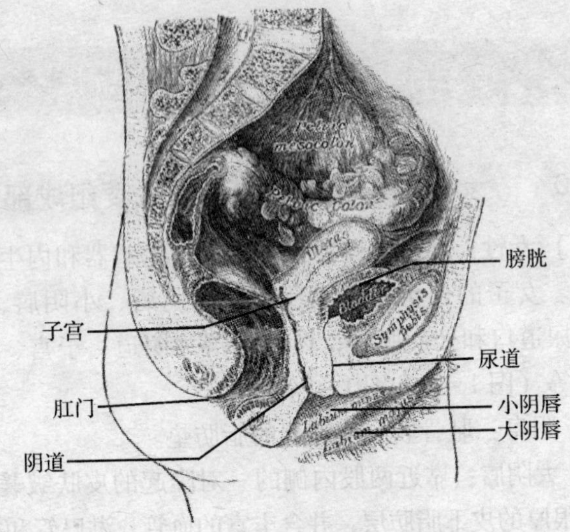

图 1－3　女子生殖器官矢状切面观

口于前庭后方小阴唇与处女膜之间的沟内。性兴奋时分泌黄白色粘液，起润滑作用。

7）处女膜：是覆盖在阴道口的一层隔膜，中间有孔。孔的形状、大小和处女膜的厚薄因人而异。

8）阴道：是一管状器官。上连子宫，下开口于前庭，上宽下窄，全长 10 厘米左右，有很大的伸展性。阴道是女子的性交器官、月经排出的通道。正常分娩时，胎儿也经阴道降生于人世。

9）子宫：是一中空的肌性器官，形如倒置的梨子，约鸡蛋大小。子宫的下部叫子宫颈，与阴道相连。宫颈上有宫颈口，子宫藉宫颈口与阴道相通。子宫是产生月经的地方，性生活时精子上行的通道，受孕后胎儿发育成长的场所，分娩时子宫收缩，使胎儿迫降人间。

10）输卵管：是一对细长的管道，左右各一。一端开口于子宫腔，另一端开口于腹腔近卵巢处。输卵管能摄取卵巢排出的卵子，是精卵结合的地方。精卵结合后，输卵管还要把受精卵送入子宫腔。

11）卵巢：是一对扁椭圆体，如杏核大，质稍硬，位于子宫两旁、输卵管的下方，左右各一。卵巢是女子的性腺，能周期性产生卵子和排卵，并能产生女性激素。卵子是女性的生殖细胞，女性激素能维持女子的生理特征和性功能。

(2) 男性：男性的生殖器官也可分为外生殖器和内生殖器两个部分。男性的外生殖器是阴茎、尿道和阴囊；内生殖器是睾丸、附睾、输精管（包括射精管）、精囊腺、前列腺和尿道球腺等（图1-4）。

1）阴茎：是一个圆柱状海绵体，中间有尿道通过。阴

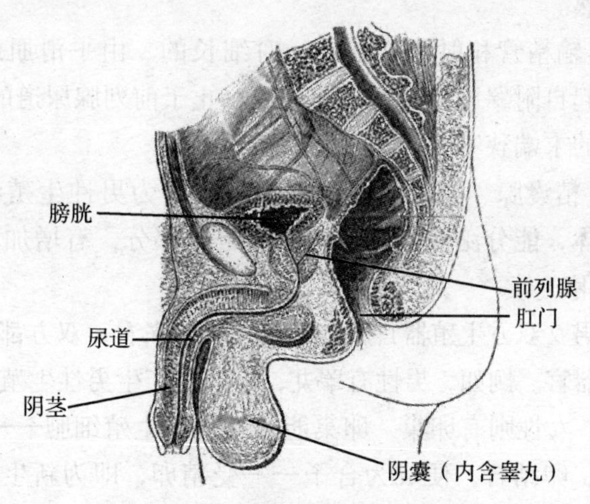

图1-4　男子生殖器官侧面观

茎有丰富的血管和神经分布。其前部为阴茎头（也称“龟头”），感觉敏锐。阴茎是男子的性交器官，性欲冲动时充血、肿大、勃起，性高潮后很快疲软。

2）尿道：是一条细长的管道，上连膀胱，下开口于龟头。输精管、精囊和前列腺也都与尿道相通。尿道是排尿的通道。性生活时，精液亦由尿道射出。

3）阴囊：是一个皮囊，包裹着睾丸、附睾和输精管的下半段。

4）睾丸：为卵圆形，左右各一，质软，位于阴囊内。睾丸是男子的性腺，主要作用是产生精子和分泌雄激素。精子是男子的生殖细胞；雄激素能维持男子的生理特征和性功能，并能促进精子生长。

5）附睾：形状扁平，左右各一，附在睾丸的上方，与睾丸相连。附睾主要是贮存睾丸产生的精子，并进一步促进精子成熟。

6）输精管和射精管：是一对细长的、由平滑肌组成的管道。起自附睾尾端，穿过前列腺，止于前列腺尿道的精阜。输精管的末端狭窄，叫射精管。

7）精囊腺、前列腺和尿道球腺：均为男性生殖器官的附属腺体，能分泌液体，是精液的组成部分，有增加精子活力的作用。

从男女双方生殖器官解剖和生理功能来看，双方都有藉以配对的器官。例如，男性有睾丸，睾丸能产生男性生殖细胞——精子；女性则有卵巢，卵巢能产生女性生殖细胞——卵子；一旦精、卵结合，便成为合子——受精卵，即为新生命的起始。男性有圆柱状的性交器官——阴茎；女性则有管状的性交器官——阴道；阴茎能进入阴道，阴道则能容纳阴茎；一旦结合，精子因此而进入女性体内，便有可能与卵子结合。

11 受孕应具备的基本条件

受孕首先要有成熟健康的卵子和足量健康的精子。现代医学研究表明，受精的一刹那是由许许多多精子包围一个卵子，最终由一个精子进入卵子而完成受精。如果男子的精子数量明显低于每毫升 2000 万个精子，就会造成受孕困难。当然，如果女子不排卵或排出不健康的卵，也是不能受孕的。

其次，要有通畅和功能良好的腔道作为卵子和精子相遇结合的桥梁。现代医学表明，女性排卵后，卵子很快被摄入输卵管，在输卵管外侧 1/3 处与精子相遇、结合。如果输卵管由于某种因素如结核、炎症等发生堵塞，卵子不能被摄入，精子也无法上行到达输卵管外侧 1/3 处，当然也失去了受孕机会。上述通畅和功能良好的腔道，并不仅仅指女性生殖道，如果男子输精管道阻塞或逆行射精（即同房时射出的精液进入自己的膀胱），或者患有勃起障碍、早泄等疾病，使精子不能排出或不能进入女子生殖道，也是不会受孕的。

第三，受精卵要真正发育成胎儿，还要有适宜于受精卵种植和发育的环境。正常情况下，这种良好的环境就是妇女的子宫。如果子宫内环境发生变化，受精卵就不能植入，也就不能怀孕。有些妇女，子宫畸形或者子宫高度发育不全，即使受精卵植入了，胎儿没有一个良好的生长环境，也容易流产。

12 常用避孕方法的基本原理

避孕，就是用科学的方法暂时性影响上述受孕必备条件中的某一项或某几项，以达到避免受孕的目的。

避孕的原理：

首先是抑制女性生殖细胞卵子的发育或排卵。如果卵子不发育或无排卵，再多、再健康的精子进入女性体内也不可能受孕。目前，广泛使用的各种口服避孕药（短效和长效）、各种避孕针等，主要是抑制女性卵子的生成和排卵。当然，不抑制女性卵子生成和排卵而设法抑制男性生殖细胞精子的生成或者灭活进入女性生殖道的精子也是可以的。至今抑制精子生成的避孕药物尚处于临床试验阶段，而各种外用杀精制剂已面市多年。

其次，如果能阻止精子与卵子结合，也同样能达到避孕的目的。男用阴茎套和女用阴道隔膜，就是用工具机械性阻止精子与卵子相遇。口服避孕药和近年来研制的阴道避孕药环在服用或使用后，会使女性宫颈粘液变稠，形成医学上称谓的“粘液栓”，能把男性的精子拒在子宫之外，使之无法与卵子接触。安全期避孕和自然避孕法也是应用精子与卵子不相遇的原理进行避孕的。上面提到的一些外用杀精制剂，如避孕栓、膜、片、胶冻等，能在女性生殖道内灭活精子，也可视为阻止精卵结合。现在认为，宫内节育器的避孕原理也主要是阻止精、卵结合。

第三，设法改变子宫腔的内环境，使受精卵不能植入和着床，以达到避孕的目的。各种宫内节育器就有这种作用，虽然不是以此为主。服用避孕药，子宫内膜也会变得不适于受精卵着床。

第二章

各种避孕节育方法

第一节　宫内节育器

13　宫内节育器（IUD）的避孕机制

宫内节育器是一种在全世界广泛应用的避孕方法，在我国为40%以上的已婚已育夫妇所选用。

IUD不抑制排卵，主要是在子宫腔内局部作用，作用机制涉及以下几个方面：

（1）子宫内膜局部组织对异物的反应：IUD压迫局部子宫内膜，机械性的刺激引起子宫内膜异物反应和无菌性炎症，导致中性粒细胞浸润和生化改变。在IUD放置后中性粒细胞即出现在子宫内膜及子宫液中，继之出现巨噬细胞等，这些细胞产生的细胞因子或其降解产物具有细胞毒性作用，改变宫腔和输卵管的内环境，影响配子或受精卵的活力，降低精子和卵子结合的机会，阻碍受精。

（2）带铜IUD引起子宫内膜的炎症反应更明显：铜离子具有杀精子作用，又能干扰子宫内膜的酶系统、子宫内膜对雌激素的反应，影响宫腔液对滋养细胞的保护作用。近10年来已有数项研究发现，带铜IUD放置后，从腹腔和生殖道的不同节段回收精子，发现精子在生殖道上段缺如或很少。也发现放置带铜 IUD 的妇女，子宫腔内无精子，输卵管内找到精子的机会也较少。含铜 IUD 的铜表面积与其抗生育作用直接相关。

（3）含孕激素的 IUD 除了上述子宫内膜局部反应外，由于孕激素的作用，影响宫颈粘液，不利于精子穿透；还能干扰子宫内膜的周期，使子宫内膜腺体萎缩，不利于着床。

14　宫内节育器（IUD）分类和避孕有效期

总体上讲，IUD 分为惰性 IUD 和活性 IUD。

所谓惰性 IUD 是指用惰性材料制成的 IUD，如不锈钢、金、银、高分子等材料，其物理化学性能稳定，与人体组织相容性较好。国外以 Lippe's 曲和双圈 T 为主；我国以不锈钢金属单环（金单环）为主。由于惰性 IUD 妊娠率较高，目前已淘汰，我国于 1993 年已停止生产惰性 IUD。

所谓活性 IUD 是在惰性 IUD 支架上增加铜丝或铜套或者某些药物（孕激素、前列腺素类药物），能够在宫腔内释放生物活性物质。释放铜离子和激素，目的是提高避孕效果。而释放抗前列腺素类药物吲哚美辛（消炎痛）目的是减少放置后的出血过多或疼痛等等不良反应。

另外，由于子宫腔形态呈上宽下窄的倒置三角形，所以绝大多数节育器的支架从节育器外形上呈上宽下窄，或是封闭的倒置三角形或类似三角形，或是开放的 T 形、γ 形。尚有另一系列是无支架的，即固定式铜套串（吉妮、吉娜）可以固定于宫底肌层内。

总体上讲，宫内节育器属于长效稳定的避孕措施，避孕有效期至少在5年以上。根据相关的研究和临床应用情况，各种节育器放置年限建议如下表2-1：

表2-1 各种宫内节育器使用年限

IUD种类	建议使用年限
宫铜IUD	20年左右
TCu380A、TCu220c	10年以上
MLCu-375	5~8年
药铜165	10~15年
γCu300	8年
VCu200	5~8年

至今已有多种带铜IUD供临床选用，包括不同铜表面积、不同形态和材料的支架或载体。主要有：

（1）VCu200：1976年在上海研制成功，并曾作数次改进。现以不锈钢丝（丝直径0.3mm）做成V型支架，二横臂于中间相套为中心扣，使横臂长度能够适度调节以适应宫腔宽度；外套硅橡胶管，于两横臂及斜边上各绕有铜丝或铜套（直径0.35mm）一段，铜表面积200mm^2；黑色双股尾线系于下端。分大、中、小三号，可存放5~8年。

（2）宫铜IUD：1982年重庆研制并作改进。外形与宫腔形IUD相似。在不锈钢丝螺旋腔内平均置入铜丝簧管8段，铜表面积300mm^2。分大、中、小三号，无尾丝，可长期存放达20年左右。

（3）宫药铜IUD：不锈钢丝螺旋簧内含8段铜丝簧和吲

哚美辛条，铜表面积 300mm^2，吲哚美辛含量 20mg，无尾丝，存放时间 15 年以上。具有高效和长效的优点，但较多发生不规则出血。

（4）TCu220C：美国研制，1982 年引入我国生产。聚乙烯含钡 T 型支架，横臂上各有一固定的铜套，纵臂上固定有 5 个铜套。铜表面积 220mm^2，国内现有大、小二号，横径×纵径各为 32×36 和 28×32，蓝色双股尾丝，可存放 10 年以上。

（5）TCu380A：美国研制，1990 年左右引入我国生产。聚乙烯支架与 TCu220C 相同，但纵臂末端呈小球形，横臂上 2 个铜套，纵臂上绕有铜丝，铜表面积 380mm^2。国内现有大、中、小三号，横径×纵径各为 32×36 和 30×34，28×32，浅蓝色双尾丝，可存放 10 年以上。

（6）**母体乐铜 375（MLCu375）**：荷兰研制，1995 年引入我国生产，聚乙烯支架呈伞状，二弧形臂外侧各有 5 个小齿，具可塑性。纵臂上绕有铜丝，表面积 375mm^2，引入我国的为一种短臂型，蓝色双股尾丝。可放置 5～8 年。国外尚有 MLCu250，有大、中、小及标准型。

（7）**无支架 IUD**：即固定式铜套串 Gyne Fix Cu IUD（吉妮 IUD），比利时研制，已引入我国生产。IUD 的主干为一根尼龙线，串有 6 只铜套，上下 2 个铜套固定在线上，中间 4 个铜套可活动，铜表面积 330mm^2。尼龙线顶端距第一铜套上缘 1cm 处有一线结可以固定于宫底肌层内。下端即形成尾丝，能够适用于不同宫腔。存放时间 5～8 年。

（8）**活性 γCu300**：分三层结构，内为不锈钢丝支架呈 γ 形，中层为铜丝缠绕在其上，铜表面积 300mm^2，外层为不锈钢丝簧，横臂二端和中间有吲哚美辛硅橡胶咬合，无尾丝，存放时间8年以上。

15 宫内节育器避孕效果的推算

宫内节育器作为一种长效、稳定的避孕方法，在中国为很多育龄妇女使用。其避孕效果的判断决定于某种IUD使用后妊娠的发生率，包括带器妊娠率（受孕时IUD仍在子宫腔内）和意外妊娠率（受孕时IUD已不自觉脱落）。避孕有效率是指在一定时期内（如一年）使用某种IUD的妇女未发生妊娠的比率。简单地讲，避孕有效率（%）=100%-妊娠率（%）。推算避孕效果的统计方法有很多种，有百分率计算法、妇女年计算法、周期计算法和生命表统计法，各有利弊。

（1）百分率计算法

$$\text{妊娠率}(\%)=\frac{\text{使用某种 IUD 后妊娠人数}}{\text{同期内该种节育方法使用总人数}}\times 100\%$$

这种统计方法只统计了失败的妊娠数和使用某种节育方法的总人数，没有考虑使用的时间因素。不同妇女开始使用该避孕方法的时间不同，其在同一时期内使用期限和发生妊娠的概率也可能各不相同。因此按照百分率法来比较或推断某种IUD或避孕方法的避孕有效性，就显得不是很科学。目前比较认可的方法有妇女年计算法、周期计算法和生命表统计法。

（2）妇女年计算法： 妇女年就是每年按照12个妇女月，每月按30天计算（实际工作中为了计算方便，常按日历月计算）。每100妇女年的各种指数称为比尔指数（Pearl index），常用的有因症停用指数（因避孕方法的副作用停用）和非因症停用指数（因个人或社会因素停用）。妊娠指数为在100妇女年中发生妊娠的人数比同期使用该种IUD的妇女月数，乘以1200，则有效指数为100与妊娠指数之差。

$$妊娠指数 = \frac{妊娠人数}{同期\ IUD\ 妇女月数} \times 1200$$

（3）周期计算法：考虑妇女每个月经周期只可能有一次发生妊娠的机会，而月经周期大多小于30天，在一个较长的时期内，月经周期较日历月数为多，因此计算避孕效果用周期法比用日历月计算法更为合理和科学。

$$妊娠率（\%）= \frac{妊娠人数}{同期避孕周期数} \times 100\%$$

$$有效率（\%）= 100\% - 妊娠率（\%）$$

（4）生命表统计法：目前国际上通用的推算和评价IUD的方法是生命表统计法，此法最为科学，主要用于多种停用项目的节育方法效果的统计。它考虑了前述妇女月、随访时间和随访率等因素，通过计算净累计停用率与粗累计停用率来比较和评价避孕效果和临床使用效果。此方法手工计算相对比较复杂，要求比较高，现在一些专用的统计软件可以进行相应的计算。

16 宫内节育器的临床效果

评价一种IUD的临床效果，除了前面提到的避孕效果（妊娠率），还要考虑其脱落率、因症停用率和非因症停用率和续用率。

IUD脱落包括完全脱落（即IUD完全离开子宫或脱出阴

道）和部分脱落（即 IUD 部分已下降超过子宫颈内口，进入宫颈管内而未完全脱出者）。脱落时使用对象可能发觉，也可能没有发觉，直到下次随访或已经发生意外妊娠。

因症取出指由于使用 IUD 后一些不良反应而取出 IUD，如月经量过多、不规则出血、腹痛等情况。非因症取出包括由于个人或社会因素而要求取出 IUD，如需生育、改用其他避孕方法等情况。

续用率就是扣除同期由于各种因素（妊娠、脱落、因症和非因症）导致的停用后的继续使用的比率（表 2-2）。

表2-2　常用带铜 IUD 的临床效果（生命表法，净累计率）

种　类	作　者	放置例数	观察时间（年）	带器妊娠率（%）	脱落率（%）	因症取出率（%）	非因症取出率（%）	继续存放率（%）
宫铜 IUD	刘锋等	400	1	0.3	0.5	1.0	-	-
			2	0.5	0.7	1.5		
TCu-380A	WHO	1396	1	1.6	5.1	12.0	0	87.6
			5	4.1	6.8	26.2	1.2	72.1
			10	4.8	9.6	37.7	6.6	56.7
MlCu-375	Terry Mc-Carthy et. al	2422	1	0~2.1	1.2~2.4	0.4~11.7	-	80.7~92.6
			2	2.6	3.6	17.7		27.5
TCu-220C	WHO	1396	1	2.7	2.6	11.7	0.5	87.8
			5	10.8	4.60	32.5	3.12	65.0
			10	13.15	5.48	40.1	8.25	53.3
	庄留琪等	800	1	0.9	1.1	1.9	0.6	95.2
			5	3.6	2.4	6.8	1.9	84.0
			8	4.5	4.2	9.3	5.3	76.3

续 表

种 类	作 者	放置例数	观察时间（年）	带器妊娠率（%）	脱落率（%）	因症取出率（%）	非因症取出率（%）	继续存放率（%）
VCu－200	吴裕浩等	2752	1	0.26	2.28	4.21	3.96	89.21
			3	1.28	3.69	7.97	10.71	76.35
			5	1.97	4.25	9.49	15.23	69.06
无支架 IUD	Wildemer－sch	543	1	0.5	2.4	6.9	－	87.5
			2	1.4	3.1	10.5		76.7
			4	1.7	3.8	14.5		66.5
药铜环 165	庄留琪等	800	1	0.5	5.5	0.9	0.3	91.7
			5	3.5	8.6	5.0	2.5	78.6
			8	4.3	9.4	6.3	5.3	73.1
金塑铜环	范慧民等	1197	1	5.0	1.5	3.5	－	90.0
MCu 功能性 IUD	鞍山市妇儿医院	207	1	0	0.48	0.48	0	99.03

17 放置宫内节育器避孕的适应证

经过充分的避孕咨询，知情、自愿选择以宫内节育器作为长期避孕措施，而又没有禁忌证的育龄妇女都适宜放置。

因为 IUD 的避孕有效期至少在 5～7 年以上，所以对于已经生育过、近几年或以后不准备再次生育的夫妇更为适宜。虽未生育、但准备在 4～5 年之后计划受孕的夫妇，也可以选择；但要告知因为属于未产妇，节育器可能容易下移或脱落。宫内节育器因为不干扰放置妇女的内分泌，也没有类似口服药物需经肝脏代谢的过程，所以它的使用不受年龄、抽烟与否、服用其他药物与否、目前喂养婴儿的方式、人的体形等因素的限制，对于刚有过人工流产或自然流产的妇女，只要排除潜在的感染可能，可以放置。

18 放置IUD避孕的禁忌证

参照WHO的建议，IUD的4级分类标准如下：

禁用（4级）：妊娠或可疑妊娠者；目前或近3个月内患急慢性盆腔炎（PID）、急性宫颈炎、重度宫颈糜烂；3个月内不明原因的阴道出血；子宫内膜癌；卵巢癌；生殖器官畸形（子宫纵膈，双子宫、双角子宫）；人工流产后宫缩不良、出血多，人流前有反复阴道出血史；感染性流产；产时（包括剖宫产时）伴胎膜早破、产前出血、产程延长、羊水过多、双胎史等；产后（包括剖宫产后）42天时恶露未净，会阴伤口未愈；产褥期感染；心脏瓣膜病（伴有肺性高血压，心房颤动危险，亚急性细菌性心内膜炎病史，抗凝血治疗）；结核（盆腔结核）；心功能Ⅲ级或以上；铜过敏史；性传播疾病（STDs）：现患病或3个月内有性传播疾病危险感染的因素者（多个性伙伴或对方有多个性伙伴）。

不宜使用（3级）：子宫腔小于5.5厘米或大于9厘米者（人流放置时除外）；子颈内口过松或重度撕裂、重度狭窄、重度子宫脱垂；剖宫产后瘢痕愈合不良、宫颈管粘连弯曲，通过IUD有困难者；良性妊娠滋养叶细胞疾病（二年内）；产后（包括剖宫产后）48小时至1周；HIV/AIDS：HIV阳性、高危的HIV感染者（如自己或性伴有多个性伴侣）、艾滋病。

慎用（2级）：PID后未曾妊娠；单纯性阴道炎（无化脓

性）；月经过多；子宫肌瘤；产后（包括剖宫产后）48 小时内；缺铁性贫血。

除上述禁忌证外，术前体温 37.5℃以上者应暂缓放置。

19 IUD 放置时机

（1）排除妊娠后，IUD 可以在妇女月经周期中任何一天放置。我国更多推荐在月经期第 3 天起至月经干净后 7 天内，并以月经干净后 3 ~5 天为最佳。月经期内放置有以下好处：月经来潮可以排除怀孕、宫口开放使放置相对容易、放置术中少量出血和腹痛现象与月经来潮相似，对象容易承受。但是经期相对难以鉴别感染征象，如盆腔感染引起的疼痛可能误认为是月经疼痛，而妇女如果有盆腔感染是不应当放置 IUD 的。

（2）月经延期或哺乳期闭经者，应在排除妊娠后放置。

（3）人工流产负压吸宫术和钳刮术后、中期妊娠引产后 24 小时内清宫术后，如无感染征象，可即时放置。

（4）自然流产正常月经后、药物流产两次正常月经后放置。

（5）产后 42 天恶露已净，会阴伤口已愈合，子宫恢复正常者。

（6）剖宫产半年后放置。

（7）剖宫产或阴道正常分娩胎盘娩出后即时放置。产时 IUD 的最佳放置时机是胎盘娩出后 10 分钟，产后 48 小时内可随时放置（放置者应经过专门的训练）。

（8）用于紧急避孕，在无保护性交后 5 天内放置。

20 放置IUD术前的准备

宫内节育器作为一种长效的避孕措施，在放置前应与对象充分交谈，让对象对IUD有深入的了解（包括IUD的避孕效果、适应证、禁忌证及其避孕年限，各种IUD的特点等），并在考虑个人的需求和喜好，与其他各类避孕措施相比较后，自愿选择IUD避孕。

（1）询问病史与检查：特别要了解有无高危情况，如哺乳、多次人流史、近期人流或剖宫产史、长期服避孕药史等。做体格检查、妇科检查、化验血常规及阴道分泌物。通过询问和筛查，确定对象没有放置宫内节育器的禁忌证。

（2）进一步的术前咨询，确保对象掌握IUD放置前后的注意事项，解答对象的疑问，在其充分考虑同意后签署知情同意书。

（3）测量血压、脉搏、体温（术前两次体温相隔4小时以上，均在37.5℃以上者暂不放置）。术前嘱对象排空膀胱。

（4）手术者检查手术包和IUD的有效灭菌日期。

21 放置IUD的步骤

放置IUD虽然属于门诊小手术，但其毕竟是进入宫腔的操作，手术者应该严格遵守技术常规，包括消毒隔离和无菌操作制度，保证对象安全舒适地接受手术。根据《常用计划生育技术常规》中“IUD放置常规”，手术者应按照如下步骤进行操作：

（1）手术者穿清洁工作衣，戴帽子、口罩，常规洗手、刷手，消毒后戴无菌手套。

（2）帮助受术者取膀胱截石位躺在手术床上，常规冲洗、消毒外阴及阴道。

（3）常规铺巾：为对象双腿套上腿套、臀下垫治疗巾、外阴部位铺孔巾。

（4）为对象做阴道双合诊检查，仔细查明子宫大小、位置、倾屈度及附件情况后，更换手套。

（5）插入阴道窥器暴露阴道和宫颈，钳夹干消毒棉球拭净阴道内积液。

（6）钳夹蘸有消毒液（如苯扎溴铵、氯己定等）的棉球消毒宫颈及穹隆部位。

（7）用子宫颈钳钳夹宫颈前唇或后唇。

（8）用干棉球拭净宫颈口及周边的粘液后，用长棉签蘸消毒液消毒颈管。

（9）用子宫探针沿子宫方向探测宫腔深度，遇有剖宫产史和宫颈管异常时，宜探颈管长度。

（10）根据宫颈口的松紧以及选用 IUD 的种类与大小，决定是否扩张宫颈口。如宫腔形 IUD、γ 形 IUD、金塑铜环、药铜环 165 等，需扩至 5.5～6 号。

（11）取出选用的 IUD：助手撕开 IUD 外包装袋，取出 IUD。有尾丝者测量尾丝总长度，如使用消毒液浸泡的 IUD，需用无菌生理盐水或无菌用水冲洗。将放置器上的定位器移到所测宫腔深度处。

（12）将告知受术者准备放置的 IUD，并示以实物。

（13）缓缓牵拉宫颈，拉直子宫轴线。

（14）按选择的不同种类 IUD 的放置要求置入 IUD，有尾丝的节育器剪去多余的尾丝。

(15) 松开和撤出宫颈钳，拭净血液，取出窥阴器。

(16) 告知对象术后注意事项（具体内容见后），让对象在休息室休息一段时间后离开。

(17) 填写手术记录，有条件时发给IUD小卡和相关的书面健康教育材料。

在放置IUD时应该注意：

严格无菌操作。在放置IUD的过程中，采用“不接触”放置技术，即将IUD放入放置器时避免进入宫腔的器械和IUD等与阴道壁接触。遇宫颈较紧或使用扩张宫口的IUD时，均须扩张宫口，不能勉强行事。操作应轻柔，以防止心脑综合反应。对有手术高危因素的妇女更宜小心，以防子宫损伤。放置时如感到IUD未放至宫腔底部时，应取出重新放置。放置环型IUD时，放环叉应避开环的接头。手术过程中，如遇到多量出血、器械落空感、宫腔深度异常、受试者突感下腹疼痛等，应立即停止操作，进一步检查原因，采取相应措施。

[附：各种常用IUD放置方法]

1．宫铜形IUD

(1) 有多种放置器，以带叉头的塑料放置器为例，将放置器叉头的凹形叉口和IUD的横臂中点嵌合严密、锁定；确保IUD不滑动、不移动。

(2) 沿宫腔方向轻柔通过宫颈口置入放置器达宫腔底部，固定外套管，内杆向上推出嵌口上的IUD，IUD即置入宫腔，退下并撤出放置器。

2．TCu220c或TCu380AIUD

(1) 将T型IUD的双横臂轻轻向下折，将横臂顶端插入放置管内，（横臂下折时间不宜超过3分钟）。

(2) 将IUD放置器沿宫腔方向，送达宫腔底部。

(3) 固定内芯，后退放置套管，待横臂脱出套管后，将套管上顶并稍待片刻后，IUD即置于宫腔底部。先取出内芯，然后取出放置套管。

(4) 在宫颈外口1.5~2cm处剪去多余尾丝。

3. 母体乐IUD

(1) 将带有IUD的放置管按IUD的平面与宫腔平面相同的方向小心置入宫腔内，直至宫腔底部，等待1~2分钟，退出放置管，母体乐IUD即置入宫腔。

(2) 放置完毕后，用探针检查宫颈管，以确认IUD纵臂末端已进入宫腔。

(3) 在宫颈外口1.5~2cm处剪去多余尾丝。

4. 活性环形IUD

避开环的结头，将环装在叉上，轻轻送到宫底，然后将放置叉轻轻退至子宫内口处，再推环之下缘，使IUD保持在靠近宫底部的位置。

5. γ型IUD

(1) 将装有IUD的套管式放置器，上端弧形口，置于IUD中心硅胶的前后，沿宫腔方向快速通过宫颈内口后轻轻送达宫腔底部，稍待片刻。

(2) 固定内芯，后退套管，IUD即置入宫腔。

(3) 内芯向上顶送一次后，连同套管一起撤出放置器。

6. VCu200

沿子宫方向置入已安装IUD的放置器达宫腔底部，固定内芯，后退套管，IUD即置入宫腔，先退出内芯，后退出套管，宫颈口外剪去多余尾丝。

22 为受术妇女选择合适品种和型号的IUD

在选择IUD时，应该首先考虑妇女的具体情况，如妇女的年龄、孕产史、是否哺乳、月经情况、身材和子宫大小、工作性质等，选择适宜的种类和大小，可以提高避孕效果，减少不良反应。

表2-3所列是根据放置前测得的宫腔深度，建议选择的几种常用的IUD的种类和型号：

表2-3 常用IUD的种类和宫腔深度（cm）

IUD种类	宫腔深度			
	5.5~	6.0~	7.0~	7.5~9.0
宫铜型IUD	20	22	22和24	24
TCu220C		28和32	32	32
TCu380A				
母体乐铜375IUD	短杆型	短杆型	短杆型和标准型	标准型
活性环型IUD	20	20~21	21	21~22
活性γ型IUD	24	24~26	26	28
VCu200IUD	24	24和26	26	28

23 放置IUD术后应告知对象的注意事项

在为对象放置IUD后，医务人员应向受术对象告知：

（1）放置后1~2天可能会有些痉挛性的疼痛。必要时可用止痛片，如芬必得、对乙酰氨基酚（扑热息痛）等。

（2）放置后数周内阴道内有些分泌物，属于正常现象。

（3）放置后有少量阴道出血为正常现象，不必紧张。

（4）放置后可能会出现月经量增加，可能有月经间期出血，特别是放置后几个月内。

（5）如果阴道出血多、腹痛、发热、白带异常等应该随时到医院进行检查。

（6）嘱咐对象在术后一周内不做过重的体力劳动。两周内禁止性交和盆浴，保持外阴清洁。

（7）放置带尾丝 IUD 者，以后月经期不要使用阴道棉条。

（8）复述所放置 IUD 种类、使用年限以及叮嘱在放置 IUD 后 1 个月、3 个月、6 个月和 12 个月随访。放置第二年后每年复查一次，直到取出为止。

（9）IUD 有时候会在不自觉中脱落。嘱咐对象在放置 IUD 后 3 个月内月经期或大便后，特别注意 IUD 是否脱落。如 IUD 有尾丝，可以自行检查 IUD 是否仍在宫腔内。方法为：洗净双手，以蹲坐的方式，把一个或两个手指插入阴道，尽可能深入，直到触及尾丝（但千万不要去拉动尾丝，以免把 IUD 拉出）。

（10）如果对象在使用 IUD 的过程中，发现以下问题，尽管并不一定是由 IUD 引起，都应当去看医师：

1）未来月经，或认为可能怀孕，特别是当出现异位妊娠的症状时，如异常阴道出血、下腹部疼痛或触痛、晕厥。

2）认为可能有生殖道感染，包括性病、HIV/艾滋病。

3）检查尾丝时，自己认为 IUD 可能脱落（如摸不到尾丝，或尾丝似乎变短或增长，阴道或宫颈内有硬物——可能是 IUD 的一部分）。

4）下腹部疼痛加剧，特别是兼有发热和/或月经间期出血，或盆腔炎的表现。

24 放置 IUD 后的随访

放置 IUD 的妇女在放置术后 1 个月、3 个月、6 个月和 12 个月，以及以后每年一次应到放置医院接受随访。随访的主要目的是了解受术者自放置后到此次随访时有何不适、月经情况、IUD 是否仍在原位。随访时进行常规检查和盆腔检查以及 IUD 定位检查（尾丝判断检查、B 超或 X 线检查等）。如有主诉或异常，给予相应处理。

随访时，应询问对象是否需要讨论任何问题、目前 IUD 的使用情况、是否满意、有无问题、判定问题的严重程度，询问她自放置以来或上次随访以来有无任何健康问题，通过检查和咨询了解对象是否存在不适合继续放置 IUD 的任何情况。如出现不良反应，讨论确定是否需要治疗、需要转院等。

如果对象报告有任何常见的不良反应，如月经改变、疼痛、白带增多等，应该为对象做正面的解释，不要不考虑或轻视对象的顾虑；如对象担心又仍想继续使用，应多做解释，告知这些不良反应一般没有危险，也不属于危险征象，让她放心并给予适当处理；如对象对处理和咨询不满意，要求取出时，应帮助对象预约取出术或转院的时间，必要时帮助她选择另一种避孕方法。

25 IUD 取出指征和时机

IUD 属于长效避孕方法，也是可逆性的方法。当 IUD 避孕期限已到；使用过程中出现较严重的不良反应而且药物治疗效果不明显；带器妊娠（宫内或宫外）；随访过程中发现 IUD 断裂、变形或部分脱落；围绝经期停经半年后；对象使用不满意或要求更换其他避孕方法或不再需要避孕（如丧偶、离婚等）时，都可以考虑为对象择时取出 IUD。

取出时机则根据对象的不同情况有所选择：

（1）一般情况以月经干净后 7 天内为宜。

（2）如因子宫出血而需取出者，则随时可取，并酌情同时作诊断性刮宫，刮出物应送病理检查，术后给予抗生素治疗。

（3）月经失调者，可在月经来潮前取器，并作诊断性刮宫，同时取内膜送病理检查。

（4）因带器早期妊娠需作人工流产者，应取出 IUD，可根据 IUD 所在部位，先取器后吸宫或先吸宫后取器。带器中期妊娠应在引产术前了解 IUD 位置，在胎儿、胎盘娩出时检查 IUD 是否排出；如需做清宫术，应在术中注意观察有无 IUD。无论术中有无 IUD 取出或排出，都应该告诉受术对象。如 IUD 仍在宫内者，可在引产后 3 月或转经后再行取出术。

（5）带器异位妊娠，应在术后出院前取出 IUD。并发内出血、失血性休克行急救手术者可在下次转经后取出。

（6）更换 IUD 者可在取出 IUD 后立即置入一个新的 IUD，也可以先行取出术，待正常转经后再置入新的 IUD。

(7) 围绝经期取器者，应尽可能在停经6~12个月时取出。如在术前妇检时发现子宫和宫颈有明显的萎缩征象，可考虑加用小量雌激素后再行手术。

26 取出IUD前的准备和取器后的咨询指导

在为对象取出IUD前，应为对象做充分的咨询，了解对象放置的IUD的种类、时间和取器原因，是否仍然需要避孕；如需改换其他避孕方法，应指导对象知情选择适宜的避孕方法。讲解取器手术过程，指导受术者配合手术；帮助受术者理解手术知情同意书上各项内容并签署同意书。

为对象做术前检查，包括常规妇科检查和阴道分泌物检查，B超或X线进行IUD定位，尽可能了解IUD种类和形态，测量体温、血压、脉搏。如体温大于37.5℃暂不行取出术；阴道、宫颈存在急性炎症时需治疗后再取；子宫及盆腔感染时宜应用足量抗生素后再取，严重感染时可在积极抗感染同时取器；全身情况不良，不能胜任手术或疾病的急性期，需病情稳定后再取器。

术前让对象排空小便，帮助对象躺在手术台上，取膀胱截石位。

在手术中指导受术者配合手术，观察其一般情况，注意有无急腹痛等症状，取出IUD后应让其过目。

术后让受术者留院观察片刻。受术者如需继续避孕，取器后应进一步作避孕指导或强化术前的避孕咨询要点，并提供相应的避孕药具。绝经后妇女应告知今后如有阴道出血随时就诊。术时出血多或取出困难经反复操作者，指导应用抗生素。如果手术中IUD发生断裂、嵌顿、异位或残留者应该进行 X 线等检查，无异常方可离院。常规手术后禁止性生活及盆浴 2 周，保持外阴清洁。

27 放置 IUD 后的月经异常

根据世界卫生组织（WHO）1987 年技术报告，未用任何避孕措施妇女的月经出血量正常范围为 31 ~ 39ml，而中国妇女为 47 ~ 59ml。月经过多指月经血量 >80ml；经期延长指经期 >7 天。

月经异常是 IUD 主要的不良反应，其发生率约 5% ~ 10%。月经异常表现为月经量增多或月经过多、流血时间延长、点滴或不规则出血，而月经周期较少改变。WHO 的资料表明放置 TCu 节育器后 6 ~ 12 个月内，经血量一般比放置前增加 40% ~ 50%。放置释放孕激素药物的节育器，经血量一般减少 40% ~ 50%，可能导致月经过少、点滴出血或闭经发生率增加。放置带吲哚美辛 IUD，月经血量变化不大。放置 IUD 后的出血可导致血浆铁储备的降低，严重者表现为血红蛋白下降。

治疗月经过多，可让对象于流血期或经前期选用以下药物：

（1）抗纤溶药物：①氨甲环酸（止血环酸，AMCA）；②氨甲苯酸（止血芳酸，PAMBA）；③氨基己酸（EACA）。

（2）酚磺 D 胺（止血敏）。

（3）前列腺素合成酶抑制剂：

1）吲哚美辛：每次 25 ~ 50mg，3 ~ 4 次/日，口服。

2）氟芬那酸：每次 200mg，4 次/日，口服。

3）甲芬那酸：每次 250 ~ 500mg，4 次/日，口服。

4）萘普生：每次200mg，2～3次/日，口服。

（4）其他止血药物： 如云南白药、宫血宁等均有一定疗效。

（5）抗生素： 由于放置IUD为进入宫腔性操作，同时可能存在轻度损伤及放置后的组织反应，或因长期出血使宫口开放，破坏了正常宫颈的保护屏障，易诱发感染。因此，在止血的同时宜与抗生素联合应用。

（6）类固醇激素： 复方雌、孕激素避孕药，如在使用IUD的早期服用能使经血减少。

（7）IUD取出：

1）对长期放置后出现异常出血者，应考虑IUD的位置下移、部分嵌顿、感染或因IUD质量变化等因素，若经保守治疗无效则应取出，同时进行诊断性刮宫，并送病理检查。

2）如出血多，难以控制或出现明显贫血，给相应治疗同时应取出IUD。

预防放置后月经过多，应该从放置前开始：严格掌握适应证及禁忌证，根据《常用计划生育技术常规》筛选对象；放置时，正确选择IUD，原则上根据宫腔大小及形态，选择适宜类型的IUD。如果对象本身月经量偏多，可选择吲哚美辛或孕激素IUD；正确掌握放置技巧，稳、准、轻、巧地把IUD放至正确位置。

28 放置IUD后的疼痛

与IUD有关的疼痛包括下腹与腰骶部疼痛、性交痛。其发生率在10%左右，因疼痛的取出率仅次于子宫异常出血。IUD引起的疼痛可能是反应性的或病理性的。病理性IUD疼痛可由于损伤，继发感染等并发症引起。反应性疼痛指非IUD并发症引起的下腹痛和腰骶部坠痛及性交痛，一般取器后疼痛即消失。根据疼痛出现时间不同，又可分为早期痛、延迟性痛和晚期痛。

(1) 疼痛的表现：

1）早期疼痛：发生在置器过程中和置器后10天以内，多为反应性的。由于IUD进入宫腔使宫颈内口的疼痛感受器受到机械刺激、宫体受到机械和化学性作用，而产生宫缩致痉挛样疼痛和宫底部的弥散性疼痛，也可因受术者精神紧张或痛阈较低所致。

2）延迟性疼痛：疼痛持续10天以上。一般置器时的局部刺激和子宫排异反应可持续10天左右，以后则因逐渐适应，疼痛也随之消失。如IUD与子宫大小、形态不相适合，可对子宫产生明显的机械性刺激，而造成子宫内膜损伤，使前列腺素的合成和释放持续增加，致子宫收缩延续可引起钝痛。延迟性疼痛，一般提示了IUD与宫腔不匹配。疼痛时间持续愈长，可能说明IUD与宫腔的一致性愈差。

3）晚期疼痛：指放置IUD后或早期和延迟性疼痛缓解后4周以上出现的疼痛。多数为病理性，应进一步查明原因。除应重点排除感染或异位妊娠，尚需考虑IUD变形、嵌顿、下移、粘连等。

4）性交痛：常因IUD的尾丝过硬、过短或过长，或因IUD下移，末端露于宫口，性交时刺激男方龟头引起。

(2) 疼痛的处理：

1）保守治疗：可给予小剂量抗前列腺素药，如甲芬那酸、吲哚美辛等。

2）性交痛者，须检查尾丝位置和长度，短而硬的尾丝或无法改变尾丝方向者，宜取出IUD或剪去外露的尾丝。

3）取出IUD：如放置IUD后持续疼痛，用药物治疗无效，可取出IUD。取出后，视具体情况或更换IUD种类，或换用较小号的IUD。更换IUD时，可考虑含孕酮IUD，也可放置固定式铜串节育器（GyneFix－IUD）（无支架，减少机械性压迫）。

（3）预防：

1）放置前对IUD使用者进行充分的咨询和指导，耐心仔细讲解放置的过程和节育器的作用机制，以减轻放置早期的疼痛和心理上不适，减少反应性的疼痛。

2）选择大小、形态合适的IUD，以减少对宫壁的刺激。

3）放置时操作轻柔，防止损伤。操作时辅助护士不断让对象交谈，以分散其注意力，减缓不适感。

4）对于疼痛耐受性较差的对象，可以预防性用药，放置时可用2%利多卡因作宫颈局部注射，有97%的患者疼痛缓解。

29 放置IUD术中并发症及其处理

（1）出血：如果发生于术中至术后24小时内，多为组织损伤，例如宫颈管损伤、子宫穿孔、宫体损伤等。如果放置后数天再出血，多数可能是因局部内膜受压迫损伤、感染所致，以哺乳期为多见，也见于人工流产同时放置IUD者。

放置IUD术出血并发症诊断标准：放、取IUD术时、术后24小时内出血量超过100ml者，或术后少量流血于7～14天出血量累计超过100ml者。

处理原则：

1）手术当时出血者：首先用止血药及宫缩药物。出血多者，需补足血容量。疑有损伤时，不可作诊断性刮宫，必要时施行腹腔镜检查协助诊断。病情严重者，必要时行剖腹探查。损伤严重，出血不止者，需手术修补或子宫切除术。

2）放置数天后出血者：首先给予止血、抗感染等治疗。无效者应及时取出 IUD，或同时行诊断性刮宫，并用宫缩剂止血。刮出物送病理检查。

3）人工流产同时放置 IUD 后出血者：常伴有组织残留，应取出 IUD，并进行诊断性刮宫，清除宫腔残留组织物，术后加强抗生素应用。

(2) 术时子宫穿孔：发生率低，1∶(350～2500)。但为手术并发症中较多见的一种，任何进宫腔操作的器械均可导致穿孔。处理不当者后果可能很严重。国内外均有报道在放、取 IUD 时子宫穿孔合并肠损伤、感染甚至死亡的病例。

1）分类：

根据子宫损伤的程度，可分为①完全性子宫穿孔：指子宫肌层及浆膜层全部损伤；②不完全性子宫穿孔：指损伤全部或部分子宫肌层，但浆膜层完整。

根据子宫损伤与邻近脏器的关系，可分为①单纯性子宫穿孔：指仅损伤子宫本身；②复杂性子宫穿孔：指损伤子宫同时累及邻近脏器，如肠管、大网膜。

2）病因

- 子宫本身存在高危因素：如哺乳期、绝经后子宫，子宫过度倾屈，伴有子宫肌瘤，子宫手术史，未诊断的子宫畸形，多次人流史或近期人流史等；

● 手术者技术不熟练，术前未查清子宫位置和大小；

● 术者责任性不强，不按规范或粗暴操作。

3）临床表现

● 疼痛：多数在手术过程中受术者突然感到剧痛、撕裂样疼痛，但也有少数疼痛不剧，偶见无痛感者；有的在术时疼痛不明显，但在术后因出血或感染而出现持续性隐痛、钝痛或胀痛。腹部检查可有肌紧张、压痛、反跳痛。

● 出血：出血量根据子宫穿孔的部位、有无损伤血管而不同，可表现为内出血或外出血。如损伤大血管，可出现休克，如未及时处理，甚至造成死亡。内出血者，一般出血量超过500ml时，腹部可出现移动性浊音。

● 多数穿孔时手术者会有器械落空感，用探针探查宫腔深度时，常超过子宫应有深度或超过原探查的深度。使用取器钩损伤时，有时钩子难以取出。

● 取器钩穿孔合并其他脏器损伤时，可钩出肠管、大网膜组织等，受术者可伴剧痛和腹膜刺激症状。诊断应无困难。

4）处理原则：

● 一旦发现或疑有子宫穿孔，须立即停止手术操作。

● 保守治疗：若手术中发生单纯性子宫穿孔，如探针或小号宫颈扩张器等穿孔小，未放入IUD，无出血症状及腹膜刺激症状，患者一般情况良好，可在抗生素预防感染和宫缩剂应用的情况下，严密观察血压、脉搏、体温、腹部情况及阴道流血多少，住院观察5～7天。

● 腹腔镜治疗：在放、取IUD时并发单纯子宫穿孔，穿孔面积比较小，而IUD已放到子宫外（进盆腹腔），可在腹腔镜下明确诊断并取出IUD，同时可在腹腔镜下电凝止血及修补。

• 剖腹探查：如无腹腔镜条件或穿孔较大，特别是取出钩穿孔，合并脏器损伤，症状严重者，或因穿孔进行保守治疗过程中发现腹痛加重，体温升高，腹膜刺激症状加重，或出现休克等，应及时行剖腹探查术。

• 视损伤程度进行子宫修补或子宫切除，修补肠管或切除部分肠管等手术。

（3）心脑综合反应：发生率极低。偶见于放、取 IUD 时或放置术后数小时内，出现心动过缓、心律失常、血压下降、面色苍白、头晕、胸闷，甚至呕吐、大汗淋漓，严重者可发生昏厥、抽搐等心脑综合症状。其原因可能是受术者过度紧张、宫口过紧、手术者操作粗暴或 IUD 刺激等因素引起迷走神经强烈反射的结果。

一旦发生，需暂停手术，辅助人员给予吸氧，测血压、脉搏，消除受术者精神紧张因素，必要时可口服巴比妥类制剂，术前肌内注射阿托品 0.3mg，有预防及治疗作用；症状明显者（如心率减缓至 60 次/分钟以下时），可静脉注射阿托品 0.5～1.0mg，观察生命体征的变化。

对于精神比较紧张的受术对象，在术前应该做好充分的咨询，消除其紧张心态；术时辅以心语疏通，避免粗暴操作和强行操作。

30 放置 IUD 术后并发症及其处理

（1）术后感染：发生感染的原因很多，如受术妇女原患有下生殖道炎症，术前未治愈；手术前后消毒、灭菌不严格，包括手术室、手术人员、手术部位、手术器械和 IUD 的消毒灭菌；手术时合并子宫穿孔、肠管损伤等；人工流产术后即时放置 IUD 合并人流不全；或受术妇女术后过早恢复性生活或外阴皮肤不洁等。

1）临床表现：

- 术后出现腰酸、下腹疼痛、出血，阴道分泌物混浊有臭味，体温升高等征象。
- 严重感染时，子宫增大、附件增厚压痛，盆腔炎时可伴炎性包块。败血症时，可出现全身中毒症状。
- 血白细胞增高，分类中性白细胞比例增高。
- 宫腔培养可见致病菌，败血症时血培养见致病菌。

2）诊断标准：术前无生殖器官炎症，于放器后一周内发生的子宫内膜炎、子宫肌炎、附件炎、盆腔炎、腹膜炎或败血症者。

3）处理原则：

- 放置 IUD 后一旦有感染，可选用抗生素治疗。感染控制后取出 IUD 为宜。
- 严重感染时，消毒外阴阴道下取宫颈管内分泌物做细菌培养及药物敏感试验，选用敏感抗生素。控制感染同时应取出 IUD，继续用抗生素及全身支持治疗。
- 发生盆腔脓肿时，先用药物治疗，如无效者应手术切开引流。
- 慢性炎症时，必须取出 IUD，并可用理疗或中药治疗。

（2）IUD 异位：凡 IUD 部分或完全嵌入肌层，或异位于腹腔、阔韧带者，称为宫内节育器异位。

根据 IUD 嵌入肌层或异位程度，分为部分异位（IUD 部分嵌顿入子宫肌层)、完全异位（IUD全部嵌顿入肌层）和子宫外异位（IUD已在子宫外，处在盆、腹腔中)。

1）病因：

• 术时发生子宫穿孔，把IUD推送到子宫外。哺乳期、子宫有瘢痕史者易发生。

• 节育器型号过大，压迫子宫使之收缩加强，逐渐嵌入肌层，甚至部分可移出子宫外。

• T形IUD下移、变形、宽大的横臂嵌入狭窄的子宫下段，或纵臂下端穿透宫颈管。

• 环形IUD接头处脱结或质量不佳而断裂，断端锐利部分容易嵌入肌层。

• 固定式IUD，放置不当，也容易造成IUD异位。

• 子宫畸形、宫颈过紧和绝经后子宫萎缩可致IUD变形，容易损伤或嵌入宫壁。

2）临床表现：

一般无症状，多数在随访或取器时或带器妊娠时才发现。部分患者有腰骶部酸痛、下腹坠胀不适或有不规则阴道流血。如果异位于腹腔，可伤及肠管、膀胱等组织并造成粘连，可引起相应的症状和体征。

3）诊断：

• 病史询问：重点详细询问放器时间，IUD类型和大小，放置顺利程度，放置时有无腹痛，置器后有无取器困难等病史。

• 妇科检查

如有尾丝的IUD，宫颈口未查见尾丝，需考虑IUD异位。双合诊检查盆腔有无包块，子宫直肠陷凹、前后穹隆处有无压痛及异物感，子宫大小、形态、有无压痛等。

● 辅助检查：

B 型超声检查较好定位 IUD 与子宫的关系。

X 线直接透视或摄片，可显示 IUD 形态，如 IUD 远离中心提示为子宫外异位。X 线透视下双合诊检查，如移动子宫而 IUD 影未随之移动，可说明 IUD 异位子宫外。X 线透视下用子宫探针、定位器置入子宫腔，如不能和 IUD 重叠，提示 IUD 异位。子宫、输卵管用 5% ~ 10% 碘化油造影或盆腔气腹双重造影，后者可正确定位 IUD 所在部位。

宫腔镜检查能直接观察宫腔内 IUD 情况。

腹腔镜检查能直接观察部分或完全异位于子宫外的 IUD。

4）处理：凡 IUD 异位，无论有否症状，均应及早取出。根据异位的部位不同，可以采取以下取器方法：

● 经阴道取出：嵌入肌层较浅，用刮匙轻轻刮去内膜，然后从阴道内取出。嵌入肌层稍深的金属环，可钩住 IUD 下缘轻拉至宫口，拉直环丝剪断后抽出。对于取出困难者，切勿盲目用力牵拉，可在 B 超监护或 X 线透视下进行。目前，较多的是在宫腔镜直视下取器，大部嵌入肌层的 IUD 不能松动者，不宜经阴道取器。

● 经阴道后穹隆切开取出：IUD 异位于子宫直肠凹时，可切开后穹隆取出。

● 腹腔镜下取出：IUD 异位于腹腔内，并估计无粘连或轻度粘连，可在腹腔镜直视下取出。此方法术后恢复快，并发症少。

● 剖腹探查：经 IUD 定位后，大部分或全部嵌入肌层，按上述方法取出困难者，应剖腹取器。如穿孔部位有严重感染，或年龄较大伴有其他妇科疾患（如子宫肌瘤等），可考虑子宫切除术。如IUD已穿入肠管内或膀胱内，剖腹探查后取出IUD，并作损伤脏器修补。

（3）节育器变形、断裂及脱结：

1）IUD变形：IUD变形发生率较低，常无症状，多数在随访时通过X线透视发现。例如“O”形IUD变成“8”、“△”形或其他不规则形态。V形IUD可以发生横臂折叠等。IUD变形的发生与IUD质量和放置操作技术有关。当IUD不适于宫腔形态时，也常发生IUD变形，一旦发现以上情况，宜及时取出。

2）IUD断裂及脱结：IUD断裂或接头处脱结者常无症状，多在随访时发现。如有临床症状，可表现为下腹坠痛，腰酸，阴道内有血性分泌物。IUD断裂合并嵌顿，处理同IUD异位，常可在宫腔镜下取出，或B超监护宫腔镜下取。在放置“O”形IUD时，环叉要避免叉在结头处，以防IUD脱结。

（4）节育器下移：宫内节育器在子宫内位置下移，在临床上常无症状，有时可出现小腹胀痛、腰酸、白带增多、赤带等。B型超声能较好地诊断IUD下移，如B超示IUD上缘距宫底外缘2cm以上，一般可诊断为IUD下移。而临床诊断的标准，以IUD下端下移到子宫颈内口以下，进入颈管者才能诊断。如有尾丝的IUD，当尾丝明显增长时，应考虑到IUD下移。IUD下移易发生带器妊娠。所以发现IUD下移，应及时取出。如发现环型IUD下移，可按放置步骤，用环叉上推IUD下缘，使IUD回到正常位置。

（5）IUD尾丝消失：当IUD脱落或子宫增大（合并肌

瘤、妊娠等），使尾丝相对过短而缩至宫腔内，或因IUD异位造成尾丝消失。一旦发现尾丝消失，可行B超或X线确诊IUD是否还在宫腔内，或用探针探测宫腔内是否有异物感。如确诊IUD仍在宫腔内正常位置，可以继续存放。如IUD位置不正，则需及时取出，换置新的IUD。

（6）铜过敏：目前常用的活性IUD均带有铜丝或铜套。在宫腔、宫颈、输卵管液中有较高铜离子浓度。近年来常有个案报道，放置带铜IUD后出现与其他过敏原致敏相似的临床症状。多数出现皮疹、全身瘙痒，个别出现心悸、腹痛等。如临床上怀疑铜过敏者应及时取出IUD，并抗过敏治疗，以后不能使用带铜IUD。

31 宫内节育器与盆腔炎（PID）之间的关系

放置宫内节育器是一种进宫腔手术，有可能引发感染。IUD的放置是否会增加盆腔炎的发生尚有争议，在此方面有许多研究报道，但结论不尽一致。引人注目的是，IUD本身对盆腔炎没有任何保护作用，临床上又特别关注放置IUD后患盆腔炎的对象。20世纪80年代早期以前，一些报道认为IUD比其他避孕方法更有可能增加盆腔炎的发病危险，且罹患盆腔炎的危险性在放置术后20天内比以后高7倍，说明术后是否患盆腔炎与放置过程和生殖道感染及性病感染风险有关。为此，决定①有盆腔炎史的妇女不放置宫内节育器；②在置入和取出宫内节育器时必须严格无菌操作，并预防性使用抗生素；③疑有盆腔炎时在用抗生素治疗后取出IUD等。20世纪80年代后，一些研究报告了使用母体乐铜375和TCu380A后的累积生命表取出率，数据表明含铜宫内节育器并未显著增加盆腔炎的危险性。1992 年在 WHO 的支持下，一项多中心的 IUD 与 PID 关系的前瞻性研究结果显示，IUD 本身增加 PID 发生主要在置器后 4 月内，特别是 20 天内危险最高，以后随即减少，再以后迅速降低到不用 IUD 妇女的水平。长期放置 IUD 不增加 PID 的发生率；放置 IUD 的妇女在多个性伴侣和性传播性疾病等特定条件下，盆腔炎感染危险性有增加趋向。感染是 IUD 的近期并发症。因此可以认为，放置宫内节育器的手术操作及放置后的一些不良反应如阴道出血时间较长，能够引发盆腔炎症，但是如果严格掌握宫内节育器的适应证和禁忌证，手术过程中规范操作，术后注意并发症的防治及卫生保健，盆腔炎的发生是可以减少的。

目前临床上应用的宫内节育器有带尾丝和不带尾丝之分。至于 IUD 尾丝与盆腔炎的关系也一直存在争议。国内有学者就带尾丝宫内节育器是否可以引起盆腔炎症开展了相关研究，认为节育器的尾丝可以成为细菌上行感染的途径，但由于人体对外界病原体的侵犯有自然防御系统，因此一般不会发生严重的盆腔炎症。国外也有学者就此问题进行过体外试验，结果证实细菌确实能沿节育器的尾丝上行感染。不过，带尾丝节育器也有其优越性，即行取出术时操作简单易行，患者痛苦小。

鉴于使用宫内节育器对盆腔炎没有保护作用，故临床上建议对可能增加盆腔炎危险的妇女应使用减少此种危险性的其他避孕方法。有盆腔炎史和多个性伴侣者，则应避免使用宫内节育器。

32 宫内节育器与异位妊娠之间的关系

使用宫内节育器者与使用其他任何一种避孕方法一样，与不避孕者比较，发生异位妊娠的危险性是很低的。研究报道IUD使用者中异位妊娠的发病率为（0.125～4.0）/100妇女年；在多个国家进行的病例对照研究显示IUD使用者异位妊娠的相对危险度为0.5。不同类型的IUD预防异位妊娠的程度不同，含铜表面积300mm^{2}以上的IUD异位妊娠发生率最低，为（0～0.25）/1000妇女年。含低剂量孕激素异位妊娠发生率相对较高，为（4～5）/1000妇女年。北京和上海地区宫外孕与节育器使用关系的流行病学调查表明，使用IUD不增加异位妊娠的危险性，北京地区使用IUD妇女异位妊娠发生率为0.54/1000妇女年（育龄妇女总人群中为0.52/1000妇女年），含铜宫内节育器有保护作用。总之，IUD预防宫内妊娠要比预防宫外妊娠（异位妊娠）更为优势。一旦使用IUD的妇女发生妊娠，有3%～4%将是异位妊娠，而不避孕者中大约1.8%。提示医务人员必须警惕带器妊娠的妇女发生异位妊娠的危险。

IUD使用者发生的异位妊娠可能与IUD置入后在宫腔内引起炎症反应，影响输卵管功能，导致输卵管功能进行性改变，减少运送受精卵到子宫内的纤毛细胞的数量有关；或与IUD增加慢性盆腔炎的危险有关；释放孕激素的IUD可能干扰输卵管的蠕动而增加异位妊娠发生的危险。

放置IUD后异位妊娠有下列特点：

（1）放置IUD＞2年，发生异位妊娠可能性增大，这可能与宫内节育器的异物反应随带器时间的延长，对输卵管的影响趋于稳定，与减弱抗输卵管着床作用有关。

(2) 常无停经史，而以腹痛、不规则阴道出血为表现，故放置 IUD 后有腹痛和不规则阴道出血时，应考虑异位妊娠的可能，应仔细检查，减少误诊。

(3) 未放置 IUD 者如发生异位妊娠，着床部位以输卵管壶腹部、峡部为主，而放置 IUD 者，着床部位以输卵管壶腹部、伞端为主。

(4) 卵巢妊娠的发病率带器者较未带器者为高。

据报道，IUD 对宫内妊娠阻止率为 99.5%，对输卵管妊娠阻止率为 95%，而对卵巢妊娠无阻止作用。其发生机制不明确，可能与放置 IUD 者经血量增加，经血可逆流至卵巢表面，由于输卵管功能障碍，使受精卵浮游至腹腔，植入卵巢；其次与放置 IUD 者产生前列腺素使输卵管过度收缩，而损伤拾卵功能，IUD 使输卵管各段产生前列腺素的量发生变化，并有蠕动和反吸引作用等因素有关。

33 绝经后 IUD 的去留问题

宫内节育器置入宫内后最长能保留多久，临床研究学者对此有不同看法。从我国使用 IUD 的情况来看，惰性宫内节育器如金属单环只要使用者没有临床上不适症状，可长期留在原位，直至围绝经期停经半年；如为含铜 IUD，其使用期限主要是根据铜的释放率，每只 IUD 的含铜量与铜丝或铜套的铜表面积有关。从国内对 VCu200 和 TCu220 临床使用 10 年的对比研究资料所见，VCu200 自放置后 5 年开出现铜丝被腐蚀、断裂和缺失等情况，为此建议 VCu200 可放置 5 ~ 8 年。而 TCu220C 在放置 10 年后，虽部分 IUD 的铜套出现被腐蚀现象，但不影响临床效果，为此，建议TCu220C可放置10年，国外对TCu380的研究也认为可放置10年。临床实践中观察到附着于IUD表面的沉积物（钙盐和细胞碎片），其数量随使用期限延长而增加，有可能降低铜的解离作用而影响避孕效果；沉积物又可能是细菌停留部位而增加盆腔感染的危险。总之，IUD的放置期限应随延长使用时间是否会增加妊娠、脱落、因症取出率和感染等危险性，与延长使用期限所得到的好处来权衡决定。关于绝经后何时取器问题，根据北京和上海的经验，取器最好时间是围绝经期停经半年至1年。上海地区对部分妇女在绝经后未及时取出金属单环者进行安全性研究，结果未发现宫腔积脓或严重盆腔炎；宫腔分泌物细菌培养和直接涂片检查细菌检出率与对照组相似(18.9%和19.1%)。说明如无腹痛、出血等症状，金属单环长期留在宫腔内对健康无明显不利影响。如绝经年限较长，子宫已萎缩，取器较困难又无临床症状者，可以不取器，但应长期、定期随访。

34 绝经后取出IUD时注意事项

原则上讲，所有的宫内节育器都应在围绝经期停经半年到1年的时候取出，无论放置年限到否。因为随着绝经时间的延长，子宫、宫颈和阴道逐渐萎缩，取器会更加困难。与常规取出宫内节育器手术一样，术前需做妇科检查，了解子宫、宫颈和阴道目前的状况，有无发生萎缩；阴道分泌物检查，排除生殖道感染的可能，必要时可以进行宫颈涂片检查；通过B超或X射线检查确定节育器在宫腔内的位置与形态。如果检查中发现生殖道已明显萎缩，估计取器困难的，可以在术前进行宫颈准备。取器时，避免强行粗暴操作，术中观察受术对象的变化，如有明显不适，暂停手术。视对象身体和情绪状况，决定是否完成手术，还是转诊上级医院或其他科室，在B超监护下或宫腔镜下取器。最好间隔2~3月后再次进行手术。取出的节育器应及时向对象出示，如有变形、断裂（包括剪断后取出）、或怀疑有残留，都应该向对象说明情况，嘱其进行X线平片检查，确认宫内节育器是否完全取出。

宫颈准备方法：

（1）术前单次口服尼尔雌醇（维尼安）5mg×1片或2mg×2片，用药5~7天后取器。

（2）术前2~4小时给予米索前列醇400μg（口服或阴道）或PG05（卡孕栓）1枚阴道给药。

第二节　甾体激素避孕方法

35　甾体激素避孕药物的成分

在各种避孕方法中，甾体激素避孕的效果是最好的，而且还有避孕以外的用途。最早期的药物，是1956年由美国首先合成的高剂量雌激素的口服避孕片，于1960年上市。随后，我国也研制成功，并且首创低剂量雌激素的口服避孕片1号和2号，于1967年在全国进入临床使用。

对甾体激素避孕药物的研究在过去几十年内有许多突破性进展，如降低雌激素剂量以利于提高安全性，孕激素更新换代以利于增强效果和降低不良反应，开发口服以外的用药途径和剂型以利于方便使用等。现在，估计有1亿妇女在服用短效口服避孕药。

合成孕激素是避孕药物的主要成分，有两大类即19－去甲基睾酮类和17－羟孕酮类。19－去甲基睾酮类的孕激素活性较强，但多少带有一点雄激素活性；17－羟孕酮类的合成孕激素没有雄激素活性，有些还具有抗雄激素活性作用，但生物活性略低于19－去甲基睾酮类。近年来还有其他孕激素类药物，结构类似于螺内酯，生化特性在抗盐皮质激素和抗雄激素作用方面类似于孕酮。

多年来国外研制出许多新品种，调整药物结构，目的是提高孕激素活性，降低雄激素作用，增强避孕效率，降低药物剂量，减少对生理代谢的影响，减少不良反应。随着合成孕激素不断地推陈出新，过去曾有“三代孕激素”的说法。第一代孕激素为炔诺酮（norethindrone）和甲地孕酮（megestrol）；第二代为炔诺孕酮（norgestrel）和左炔诺孕酮（levonorgestrel，LNG），炔诺孕酮的孕激素活性比炔诺酮强100倍，抗雌激素活性强10倍，LNG又比炔诺孕酮强1倍；第三代为去氧孕烯（地索高诺酮，desogestrel，DG）、孕二烯酮（gestodene，GSD）和诺孕酯（noregestimate，NGM），GSD与孕激素受体结合能力比LNG大3倍，生物利用度100%，是目前孕激素活性最强而剂量最小的避孕药。但是，避孕药发展到现在，除了各种合成孕激素，还有其他结构的药物也用于避孕药的配方中。因为各种药物有其独特之处，适用于不同的配方，适用于不同的人群，无法用简单的分代来表示其优劣。所以，现在一般不再提第几代孕激素了，而是倾向于按照药物的结构分类来表达。

合成雌激素与合成孕激素联合使用，即复方避孕药。目前常用的是炔雌醇（ethinylestradiol，EE），它雌激素活性强，可增强避孕的效果，同时维持体内雌激素水平。

36 甾体避孕方法的避孕作用环节

甾体避孕方法对下丘脑、垂体、卵巢轴的功能调节和生殖器官有多环节的抑制作用，因而避孕效果非常好，正确使用的有效率可以达到99%以上。

对下丘脑、垂体的作用：抑制 FSH 和 LH，可能抑制垂体细胞功能及其对下丘脑的反应。复方制剂中雌孕激素共同作用，垂体抑制完全；单孕激素缓释制剂垂体抑制较轻，仅抑制 E_2 和 LH 峰。

对卵巢的作用：复方制剂中雌孕激素共同作用，抑制作用完全，卵巢静止状态，无卵泡发育，早期卵泡闭锁，体内雌、孕激素均处于低水平状态，停药后能恢复正常。单孕激素缓释制剂可有卵泡发育，但不破裂，或不抑制排卵。

对生殖道的作用：孕激素起避孕作用，使宫颈粘液量少而粘稠，不利于精子活动；使子宫内膜发育不良，功能层薄，不利于着床。雌激素起保护作用，维护子宫内膜的完整性，减少突破性出血。雌/孕激素的比例还可能调节输卵管收缩的节律、振幅、强度及输卵管内液体量的变化。但是，复方长效制剂不包括这些机制，宫颈粘液和子宫内膜有周期变化。

总之，孕激素的作用是抑制中枢，抑制排卵，改变宫颈粘液及子宫内膜。雌激素的作用是抑制中枢，维持体内一定的雌激素水平，维护子宫内膜的完整性，预防突破性出血。

37 甾体激素避孕药物的分类

甾体激素药种类繁多，按照药物组成可分为雌孕激素复方和单孕激素类；按照药物作用时间可分为短效、长效、速效和缓释类；按照给药途径可分为口服、注射、经皮肤、经阴道和经宫腔类如表（2－4）。

表2－4 甾体激素避孕药物的种类

分 类	复 方	单孕激素
短效口服	1号避孕片（复方炔诺酮片） 2号避孕片（复方甲地孕酮片） 复方左炔诺孕酮片 三相避孕片 妈富隆 达英－35 特居乐	
长效口服	左炔诺孕酮炔雌醚片	
长效注射	复方己酸孕酮注射液（避孕针1号） 复方甲地孕酮注射液	醋酸甲孕酮（DMPA）
速效		53号避孕片 探亲1号
缓释剂		皮下埋植剂 甲地孕酮阴道环 曼月乐

在上述各种药物中，应用时间最长、应用人数最多、最经典的方法是复方短效口服避孕药片。这种药物每天口服剂量小，不良反应小，效果好，还有不少对生殖健康的益处。

每天服药对大多数妇女很合适，但有的妇女不能记住每天服药，而经常漏服会影响避孕效果，所以我国又研制了长效口服避孕药。长效口服避孕药每月服 1 次，大剂量雌孕激素口服后储存于脂肪，可以持续作用较长时间，保证避孕效果，也不容易漏服。但是，大剂量雌孕激素口服，对人体内的生理代谢可能造成不利的影响，安全性不如短效口服避孕药，现在一般不推荐使用。

长效注射剂与长效口服剂的药物配方不同，而且不通过口服可以减少对肝脏的代谢负担，安全性较好，可以推荐使用。

速效剂主要用于分居的夫妇探亲时期，现在可供选择的方法很多，一般也不推荐，毕竟是大剂量孕激素，有一定不良反应。

缓释剂的特点是自动释放最小有效剂量的药物，代替了使用者每天服药，因此不必顾虑漏服药物的问题。有效释放期 1 年到 5 年不等，可以达到长期避孕目的。缓释剂都是肠道外给药，药物经皮下组织、阴道粘膜或子宫内膜吸收，没有肝脏首过效应，血药浓度低，安全性好。只是持续孕激素作用对月经周期有一些干扰，点滴出血或闭经现象比较常见。这类药物具有良好的发展前景，正在不断完善中。

雌孕激素复方药物兼顾了妇女的内分泌平衡，雌孕激素的作用相辅相成，达到对全身生理代谢调节的作用，不良反应相对较小，妇女的接受性较好。只是不能用于那些不宜使用雌激素的妇女，如哺乳妇女。单孕激素药物不影响哺乳，应用人群更广，但是由于缺少了雌激素，用药期间子宫突破性出血反应较明显，一定程度上影响其推广使用。

38 甾体激素避孕方法的避孕效果及影响因素

甾体激素避孕方法的避孕效果非常可靠，正常的健康育龄妇女，正确用药的避孕效果可达99.8%，与绝育术相似。而且可逆性强，除了长效避孕药以外，停止使用后立即恢复生育力。

按时服药，不漏服，服用完整的剂量，服完一个周期的药物以后，停药间隔不超过7天开始服用下一周期的药，都是确保避孕效果的重要环节。药品的保存也很重要，应避光、避热、防潮。

药物作用与其在体内的吸收、分布和代谢状态有关，一般的给药剂量是以身体正常状态为标准的，任何导致避孕药的吸收、分布和代谢的因素都可能影响其效果。比如身材过高或体重过重，避孕效果可能会降低；如果患有一些疾病，或同时服用其他药物，药物间的相互作用也会影响避孕效果，有时是其他药物影响避孕药，有时是避孕药影响其他药物。

复方短效口服避孕药可能会降低一些药物的作用，如抗凝剂华法林；降压药甲基多巴、利血平；降糖药氯磺丙脲、甲苯磺丁脲、胰岛素；降脂药氯贝丁酸；甲状腺素；维生素B（$VitB_2$、$VitB_6$、$VitB_{12}$）、叶酸等。

复方短效口服避孕药也可能会增加一些药物的作用，如三环类抗抑郁药（阿米替林、多虑平、丙米嗪等）、环孢素、茶碱、肾上腺皮质激素。

同样，有些药物可能增加复方短效口服避孕药的血药水平，从而增加复方短效口服避孕药的作用，如对乙酰氨基酚、大剂量维生素 C。

导致性激素清除率增加的药物，可降低复方短效口服避孕药的作用，引起突破性出血和避孕失败。比较确定的药物有乙内酰脲、巴比妥类、扑米酮、卡马西平和利福平；可能的药物有奥卡西平、托吡酯、非尔氨酯和灰黄霉素。这种作用与这些药物的肝酶诱导性能相关。最大的酶诱导作用一般在 2 ~3 周后见到，但停药后可能持续至少 4 周。

影响药物吸收和肠肝循环的药物，如导泻药、止泻药可干扰复方短效口服避孕药的吸收，而减弱复方短效口服避孕药的作用。抗生素类药物（如氨苄西林、阿莫西林、头孢氨苄；红霉素、四环素；氯霉素；克林霉素；呋喃妥因；磺胺等）可干扰肠道内正常菌群的生长，使雌激素的水解不充分，影响复方短效口服避孕药的肠肝循环和初始吸收，从而影响避孕效果。

39 甾体激素避孕方法的适宜人群

甾体激素避孕方法的一大优点就是适用范围广，健康的育龄妇女均可以选用，包括新婚期、生育后期、围绝经期。特殊人群更适宜，例如有多次人流史、不宜使用宫内节育器、盆腔炎、痛经、月经过多、子宫内膜异位症、经前紧张综合征等情况的妇女。

怎样确定妇女是否健康呢？健康不仅仅是没有疾病，还包括健康的生活习惯。在为妇女做知情选择的时候，可以采用简单的三步法。我们首先要问她是否吸烟，不吸烟的妇女可以选用。其次询问是否哺乳，如果不哺乳可以随意选用；如果是产后哺乳的妇女，则只能选用单孕激素制剂。然后再问是否有疾病史，如无重要系统或重要器官疾病，就可以选用。一般情况下，年轻妇女很少有疾病史，所以，绝大部分育龄妇女都可以选用甾体药物避孕。

根据世界卫生组织的建议，妇女常见的一些情况并不影响她选用甾体激素避孕，例如：月经失调、痛经、子宫内膜异位症、子宫肌瘤、卵巢良性肿瘤（囊肿）、滋养叶细胞疾病（包括良性和恶性）、良性乳腺疾病、乳腺癌家族史、生殖道感染、盆腔炎、HIV 阳性、甲状腺疾病等等。这是因为甾体激素避孕的机制是抑制下丘脑 - 垂体 - 卵巢的功能，体内的雌激素处于低水平状态。对于月经失调和痛经，复方短效口服避孕药有良好的调理作用；对于子宫内膜异位症和子宫肌瘤，低雌激素不利于它们的发生发展；对于卵巢良性肿瘤（囊肿），休息的卵巢发生良性或恶性肿瘤的几率是降低的；良性乳腺疾病，最常见的是乳腺小叶增生，在低雌激素状态其发生率也低；而滋养叶细胞疾病（包括良性和恶性）、乳腺癌家族史、生殖道感染、盆腔炎、HIV 阳性、甲状腺疾病等与甾体激素避孕药物无关。甾体激素避孕药物中的孕激素能够使宫颈粘液粘稠，可以减少上行性盆腔感染，减少盆腔炎的复发。

某些妇女在没有其他办法的情况下，权衡服药与妊娠对健康的影响，在利大于弊的前提下，可以考虑短期使用。例如：年龄 <35 岁的吸烟妇女、肥胖（BMI $>30kg/m^2$）、胆囊疾病、轻度糖尿病、子宫颈内瘤样病变（CIN）等等。

40 甾体激素避孕方法的不适宜人群

从上述的三步询问中可以判别，首先，35 岁以上的吸烟妇女，是禁忌使用甾体激素避孕的，因为这是心血管疾病的高危人群，吸烟妇女服复方避孕药，心肌梗死的相对危险是不服药吸烟妇女的 10 倍。

其次，妊娠或怀疑妊娠，不明原因的阴道流血。妊娠妇女不需要避孕药，准备用药前一定要排除妊娠的可能，所以一般在正常月经来潮后开始用药，或者在流产后开始。

第三是疾病史。

（1）重要脏器功能不全，心、肝、肾功能异常。

（2）动脉心血管疾病，如中、重度高血压，糖尿病伴并发症，高血脂，脑血管意外史。

（3）静脉血栓或血栓栓塞病史，以及家族史。

（4）乳腺癌、恶性肿瘤、肝脏良性肿瘤，雌激素依赖肿瘤。

（5）反复发作的严重头痛或偏头痛。

41 短效口服避孕药的种类、组成成分和使用方法

短效口服避孕药是最经典的甾体避孕药，临床应用已经有 40 余年历史，对于它的有效性和安全性的研究资料非常丰富，是一类比较成熟的避孕药物。数十年来，它的雌孕激素配方，包括药物成分和药物剂量，都得到不断的改进和革新，产生出许多种不同的品牌，各有其特点。至今，全世界已有

几亿妇女服用过复方短效口服避孕药，据世界卫生组织估计，目前有1亿妇女正在使用，也就是说每天有1亿人在服用此类药物。但是，在中国只有2%的妇女在服用。自1967年我国就开始应用低剂量的口服避孕药，即避孕1号和2号，近年来又从国外引进一些。我们应当认识到，中国妇女需要口服避孕药，而且国内有优质口服避孕药供应。国内现有的药物如表2－5所示：

表2－5　复方短效口服避孕药

药名		配方（mg）			
1号避孕片（复方炔诺酮片）		炔雌醇	0.035	炔诺酮	0.625
2号避孕片（复方甲地孕酮片）		炔雌醇	0.035	甲地孕酮	1.0
复方左炔诺孕酮片		炔雌醇	0.03	左炔诺孕酮	0.15
三相避孕片	第1～6片	炔雌醇	0.03	左炔诺孕酮	0.05
	第7～11片		0.04		0.075
	第12～21片		0.03		0.125
妈富隆*		炔雌醇	0.03	地索高诺酮	0.15
敏定偶*		炔雌醇	0.03	孕二烯酮	0.075
达英－35*		炔雌醇	0.035	环丙孕酮	2.0

*为自费，其他均有免费提供

使用方法为，初次服药者，于月经第1～5天内开始，每日1片，连续21或22日（根据不同药物的包装），即服完1盒。停药7日，再开始下一盒。以后依此规律，服药21或

22 日，停药 7 日。一般在停药 3 天左右会有月经，即使停药 7 天仍无月经来潮，也应按计划继续服下一盒药。

初用者如果已经超过月经第 5 天，在排除妊娠的可能后，也可以开始服用，但必须在服药的第 1 ~ 7 天内禁欲或使用避孕套。例如，某妇女月经周期规律，5/28 天，原打算使用宫内节育器，在月经干净 3 天去诊所，经医师咨询后改变主意选择服药。在这种情况下，虽然已经是周期第 8 天，由于是正常月经后，而且经净后没有房事，可以排除妊娠的可能。因此，可以从当天开始服药，在服药的第 1 ~ 7 天继续禁房事，或使用避孕套，不必等到下次月经再开始服药。为了保持月经周期，也可以丢掉 3 片药。

流产后的妇女，不论是自然流产、手术流产还是药物流产，理论上认为，如当时能确定流产是完全的，可立即开始服用复方短效口服避孕药。但实际上，当时往往难以确定完全流产，因此，通常推荐流产后妇女等待恢复正常月经，再开始使用复方短效口服避孕药。

产后未哺乳的妇女，最早可于分娩 3 周后开始服药。如果已经恢复月经，服用方法同月经规律妇女；如果尚未恢复月经，则须确定未受孕以后开始服用，同时在服药的第 1 ~ 7 天禁房事，或使用避孕套。

已经使用宫内节育器的妇女，如需更换为复方短效口服避孕药，可以在月经来潮的 5 天内开始服用复方短效口服避孕药，经净后取出宫内节育器。

已经使用其他甾体激素避孕的妇女，可以在原来药物的开始时间更换为复方短效口服避孕药。如原来服用 1 号避孕片者，要改为三相片，就在应当开始服下一盒 1 号避孕片的那一天，开始服三相片。如原来打避孕针者，要改为达英-35，就在应当再打针的那一天，开始服达英-35。

42 漏服复方短效口服避孕药后的处理原则

短效口服避孕药由于药物的剂量低，每片药物的有效时间相对较短，必须每天口服才能维持避孕效果。漏服药物会造成药量不足，从而导致避孕失败，这属于使用失败。但是，也不必过于紧张，偶尔忘记服药，赶紧补上就是了，只要不是连续漏服，一般没问题。

失败与漏服的药片数量和时间有关。服药第1周是抑制排卵的重要时期，使宫颈粘液发生变化需7天时间，记住这两点十分重要。

如果漏服1片药，并且是在第二天服药之前发现，只需要立即补服漏服的药片，以后照常继续服药即可。比如，今天早上记起昨晚忘记服药，马上补服昨晚的短效口服避孕药药片，今天晚上照常服药，不会影响避孕效果。即使今天晚上该服药时才发现昨晚忘记服药，就把昨天的1片药和今天的1片药一起服用，也就补上了，以后不再漏服，则不会影响避孕效果。

如果漏服2~4片药，则尽快补服1片药，同时丢弃其他漏服的药片，以后照常继续服药。比如，出门3天，忘记带药，又无法及时弄到药物，第4天一到家就赶快补服1片药，晚上再服当天的药，或者到晚上把应补服的药和当天的药2片一起服，最后丢掉2片药，以保持周期不变。以后可别再忘记，而且，在随后的7天要禁房事或加用避孕套。还要注意，发现漏服药片时，这一盒药还剩几片，如果剩余7片以上，问题不大，按规矩继续服药；如果只剩 7 片或更少，服完这一盒后，接着开始下一盒，不能再停药 7 天了。如果在第 1 周内发生，需要考虑使用紧急避孕方法。

43 服用短效口服避孕药的不良反应和安全性

在我国，自 20 世纪 60 年代至今，使用的短效口服避孕药都是低剂量的，安全性高，属于非处方药物。健康的育龄妇女，没有重要脏器功能障碍，没有心血管疾病和血栓栓塞疾病的高危因素，正确地服用，不增加任何对健康的风险，反而有更多的生殖健康的益处。

一般不良反应有类早孕反应和月经间期出血。在服用复方短效口服避孕药初期，可出现轻度类早孕反应，如恶心、头晕、乏力、食欲不振、疲倦、呕吐等。恶心、呕吐、乳胀、色素沉着等，主要是雌激素的作用；乏力、嗜睡、体重增加等，主要是孕激素的作用。通常，反应较轻不需要处理；而恶心较严重者，可服用维生素 B_6，一般坚持服药 2～3 个月后反应可自然消失或减轻。月经量少，突破性出血，为雌激素相对欠缺致子宫内膜增生欠佳的改变。服药后出现月经间期不规则出血，首先应明确是否存在漏服药片、呕吐或腹泻或素食等影响药物吸收的因素，是否有宫颈疾病，或是否同时服用其他影响复方短效口服避孕药作用的药物。除外上述原因后，可不必处理。如果出血多、发生频繁，必须进行适当处理，每日加服炔雌醇 0.005～0.015mg，或每日加服 1 片避孕药，直至服完该盒避孕药。也可考虑在下一个周期开始换用三相避孕片，其雌孕激素的配方更加合理一些，较少发生突破性出血。还有，服用复方短效口服避孕药的妇女暴露于日光后可能出现色斑（有妊娠黄褐斑史的妇女更容易发生），并且色斑在停用后消退缓慢。通常轻度色斑可通过化妆、使用防晒护肤品或减少日光暴露而缓解。一些妇女可能最终仍然需要采用其他非激素避孕方法。

严重不良反应有深静脉血栓及栓塞性疾病，这在复方短效口服避孕药物使用者中非常罕见。一旦出现以下症状，均提示可能出现严重不良反应，需要立即停药并积极抢救：

（1）突发严重腹痛。

（2）突发剧烈胸痛、咳嗽、气短、胸闷。

（3）突发头痛、头晕、偏瘫。

（4）突发部分或全部视力丧失。

（5）突发单侧腿痛或肿胀。

至于肿瘤，长期服药可能与宫颈癌、乳腺癌、肝癌的增加有关。但具体分析后，目前认为癌症的致病原因尚未明确，改变生活方式可降低1/3的癌症发生率；癌症多见于40岁以后的女性，而口服避孕药服用者多数为小于35岁的人群；口服避孕药的益处远大于风险，对于健康女性，使用口服避孕药的利远远大于弊。

对于宫颈癌，90%以上的宫颈癌与人类乳头状病毒（HPV）感染有关，而口服避孕药并不增加HPV感染的发生率。预防宫颈癌应当是坚持定期宫颈涂片检查，而不是停用口服避孕药。对于乳腺癌，研究一致表明，即使服用口服避孕药使乳腺癌的风险略有增加，在停药后这个风险也会消失。对于肝癌，我国属于乙肝高发生率国家，乙肝是中国妇女发生肝癌的危险因素，服用口服避孕药的中国女性，肝癌风险并不增加。

44 短效口服避孕药对妇女生殖健康的益处

短效口服避孕药的作用机制包括抑制下丘脑－垂体－卵巢的功能，体内卵泡刺激素（FSH）、黄体生成素（LH）、雌激素（E_2）、孕激素（P）和雄激素（T）均处于低水平，生殖系统处于静止和休息状态，而代之以低剂量的雌孕激素维护机体的生理代谢需要，保护子宫内膜，维持“月经”。因此，除了避孕之外，也带来了妇女生殖健康的益处。主要包括：调节月经，使月经周期规则，减少月经过多和贫血，改善痛经及经前紧张综合征；降低意外妊娠及宫外孕的发生；降低盆腔感染的发生；降低子宫内膜癌和卵巢癌的发生；降低良性乳腺病的发生；治疗妇科常见病如功血、多囊卵巢综合征、子宫内膜异位症等。尚有改善痤疮、多毛、脂溢性皮炎等作用。

（1）治疗无排卵性功血：该病特点是月经周期不规则，经期不规则，经量不规则，严重的情况有持续大量出血。由于雌、孕激素联合作用，可以有效地止血；服药血止，停药“来潮”，可以控制和调节月经周期。而且，低剂量的雌激素可以避免子宫内膜的过度增生，孕激素可以使内膜转化，也阻止子宫内膜的过度增生，从而达到保护内膜，减少子宫内膜癌危险之目的。效果比妇康片（炔诺酮片）好，用药剂量也比妇康片小。

（2）治疗多囊卵巢综合征：该病特点是排卵障碍，高雄激素，导致月经稀发或闭经、多毛、肥胖、痤疮、不孕、卵巢多囊状态等等。由于雌、孕激素联合作用，抑制下丘脑－垂体－卵巢的功能，使 LH 和 FSH 均降低，卵巢多囊状态改观；雄激素水平下降，痤疮和多毛改善；控制和调节月经周期，防止内膜增生，保护子宫内膜。

(3) 治疗子宫内膜异位症：该病特点是继发性进行性痛经。服药后，下丘脑－垂体－卵巢的功能受到抑制，卵巢功能静止，因而子宫内膜异位灶也处于静止状态，月经规则，量少，痛经得到缓解。

(4) 治疗高促性素闭经（卵巢早衰）：该病特点是在40岁以前卵巢功能衰退，雌激素水平低下，垂体产生大量促性腺激素，但是卵巢已不可能被激活。服药后，促性腺激素FSH和LH降低，缓解卵巢的应激状态；同时，避孕药中的雌激素可以防止雌激素过低，防止骨丢失；按周期服药，停药后有月经，使妇女保持良好心态和生活质量。

(5) 围绝经期激素治疗：围绝经期特点是卵巢功能下降，不稳定，导致更年期的一些症状。服药后，补充了雌孕激素，可以防止雌激素过低，减少骨质丢失，防止子宫内膜增生过长，定期有月经来潮，而且还兼顾了避孕需求。

(6) 治疗经前综合征：由于卵巢功能静止，雌激素水平降低，神经递质和前列腺素水平降低，减少水钠潴留，因此，停药后的“月经”就没有特别的不适。

(7) 预防盆腔炎症：由于口服避孕药使卵巢功能静止，性激素周期变化消失，盆腔充血得到缓解；宫颈粘液变得粘稠，不利于精子通过，也不利于病原体通过，可以减少上行感染。

45　长效避孕针的种类、组成成分及使用方法

长效制剂的主要避孕机制与短效口服避孕药一样，也是抑制排卵、宫颈粘液的改变，以及子宫内膜的改变。停药后

仍有一段时间的后续作用，恢复生育延迟。有单孕激素与复方雌孕激素两种注射液。单孕激素对哺乳无影响，可用于哺乳期。

醋酸甲孕酮（DMPA）：含醋酸甲孕酮150mg。开始于月经第5天，肌注1针，以后每3月肌注1针。常见不良反应有闭经、体重增加。

复方己酸孕酮注射液（避孕针1号）：含己酸孕酮250mg，戊酸雌二醇5mg。开始于月经第5天，肌注1针，7天后（d12）1针，以后每月第12天1针。

复方甲地孕酮注射液：含甲地孕酮25mg，17β雌二醇5mg。开始的第一周期月经第5天和12天各1针，以后每月第12天1针。

46 甾体激素缓慢释放系统

缓慢释放系统的特点是以恒定的速率释放最小有效剂量的甾体激素药物，从而达到长期避孕目的。缓释剂放置在皮下、阴道或子宫腔内，每日释放的药物比口服的剂量低得多，药物释放后经组织吸收，没有肝脏首过效应，血药浓度也低，因此，安全性也相对较好。其避孕机制为：使宫颈粘液变粘稠，阻止精子进入宫腔；使子宫内膜呈不规则分泌期，不利于孕卵着床；不完全抑制排卵（抑制约50%周期排卵）。目前，国内有皮下埋植剂、阴道环和宫内释放系统三种产品。

皮下埋植剂：是以硅橡胶为载体，按恒定的释放速率将孕激素释入血循环，达到长期避孕的目的。国产皮下埋植剂Ⅰ型：由6支长3.4cm，直径为0.2cm的硅橡胶囊组成。每支囊内装有左炔诺孕酮（LNG）36mg，共计216mg。皮下埋植剂Ⅱ型：由2支长4.4cm，直径0.24cm的硅橡胶与LNG均匀混合的棒状物组成。每支含LNG 75mg，共计150mg。每日释放药物约0.03mg，有效期均可达到5年，现在主要使用Ⅱ型。

阴道环：有单孕激素与复方雌、孕激素两类。国产只有单孕激素阴道环，含甲地孕酮或左炔诺孕酮，但均未上市。甲地孕酮阴道环（甲硅环）含药200mg，药芯外层为硅橡胶，外径4cm，断面直径为4mm，放入阴道深部每日释放100μg，有效期1年，目前正在进行临床试验。

宫内缓慢释放系统（IUS）：尚无国产制剂。曼月乐为进口产品，含左炔诺孕酮52mg，置入后每日释放量为20μg，有效期5年。

避孕效果：皮埋使用后妊娠率约1.53%，阴道环约3.6%。曼月乐兼有药物和IUD的作用，故避孕效果更好，妊娠率小于1%。

优点：缓释剂的使用时间长，至少1年，方便可靠。而且，单孕激素不抑制泌乳，哺乳妇女可以选用。皮下埋植和阴道环尤其适用于宫内节育器失败、生殖道畸形、口服避孕药有胃肠道反应、哺乳期、对绝育手术有顾虑者。阴道环的放和取无须医师的帮助，使用更自由，更方便。曼月乐除避孕外还可以治疗月经过多。

47 放置和取出皮下埋植避孕剂

皮下埋植避孕剂尤其适宜于那些不适用宫内节育器（生殖道畸形，节育器失败）、口服避孕药有严重不良反应、对绝育手术又有顾虑的妇女。体重超过70kg者慎用。

放置时间为月经开始的7天内，以月经第4天和第5天较好。流产后可以立即放置。产后母乳喂养6周以后，如未转经排除早期妊娠的可能。

应当取出的情况有：使用期满，意外妊娠，埋植部位感染，或因不良反应要求取出。

(1) 术前准备：首先是充分的咨询，让服务对象知情选择。结合对象自身的身体状况和使用避孕措施的喜好判断其是否适用，并全面介绍方法的优点和缺点。术前应明确告知对象放置皮下埋植剂后最常见的不良反应是阴道少量出血，或点滴出血，甚至闭经等情况，但不影响健康和生活。对象在术前作好适应的准备，可以减少停用率。其次，就是术前检查，包括妇科检查和乳腺检查，测体重、血压、血常规、宫颈涂片等。

(2) 放置方法：

1）对象平卧，左上肢暴露（如为左利手，可选择埋植在右上臂），外展手背向下平放在托板上。

2）左上臂内侧肘上4横指处为切口位置，消毒局部皮肤，铺洞巾。

3）局部浸润麻醉：先在切口处作一皮内注射，然后在预备置入埋植剂处作“V”型皮下注射。

4）做横切口约4mm，够插入放置针即可。

5）放置针为套管式，从切口进入，针头偏左紧贴皮下进针达套管的第二刻度，取出针芯，用小弯钳将埋植剂放入套管，再放入针芯，向前推进至有阻力时停止，此时埋植剂已送到套管顶端；然后，固定住针芯，退出套管至第一刻度，埋植剂就到位了；左手示指固定此埋植剂，针头偏右紧贴皮下进针达套管的第二刻度，同法放置第 2 根埋植剂。两根埋植剂呈“V”型排列，角度约 15 度。放置完毕，退出套管针。

6）切口用创可贴或蝶形胶布拉拢即可，无须缝合，无菌纱布绷带包扎。

7）术后休息 5 天。

（3）取出方法：

1）摸清埋植剂的根数和位置。

2）消毒局部皮肤。

3）局部浸润麻醉：先在切口处作一皮内注射，然后在埋植剂“V”型汇合处的深部注射麻醉剂，使埋植剂的末端抬高。

4）近埋植剂的末端处作横切口约 4mm，用手指将埋植剂推向切口，使其末端突出于切口，打开包裹于埋植剂的纤维组织，露出埋植剂的白色末端，用小弯血管钳夹取出来。有时两支埋植剂略有高低不齐，埋植剂末端不能突出于切口，可以用小弯血管钳牵引至切口处，再按前述方法取出，一般情况无须做两个切口。

5）检查取出的埋植剂是否完整；如有断裂，应取出残留部分。

6）切口处理同放置术。

7）术后休息 3 天。

48 指导妇女自行放置阴道避孕药环

阴道避孕药环放置在阴道深部，放置方法简单，又不需要其他器具，所以育龄妇女完全可以自行放置，但首次放置前，医务人员应该详细指导，让其在专业人员的观察和指导下练习放取技巧。

指导时，首先让对象了解阴道的结构、阴道后壁以及宫颈和阴道后穹隆，如有女性生殖道模型，可以结合模型和药环实物讲解。让对象感觉药环的质地和大小，便于以后自我检查时参考。

让对象取坐位或蹲位或站位，但一侧腿放在矮凳上，两腿略微弯曲、分开；两手洗净后，用一手示指和拇指分开大、小阴唇，另一手拇指、示指和中指将药环捏扁，沿阴道后壁推送至阴道深部，将药环顺势套在宫颈上或放在后穹隆部位，用示指检查一下药环的位置，这样做一则让对象确认药环、阴道和宫颈之间的关系，二则确保药环已安放在阴道深部或套在宫颈上。

放置药环的时间最好在月经来潮的第4～5天，即使还有少量经血仍可以放置。放置后，叮嘱对象在洗澡时或清洗外阴时，经常检查药环位置，以保证其在阴道深部，如检查时发现下移，可以上推到深部。特别提醒在放置后最初几次性交前后、月经来潮后要进行自我检查。如果经常发现药环位置下移，甚至脱落到阴道口或阴道外，说明该对象可能阴道过于松弛，不适宜使用药环，可以指导她改换其他避孕措施。

阴道避孕药环避孕有效期为一年，经期不需要取出。在周期中不要随意取出，如取出时间过久，可能会发生突破性出血。如果药环脱落到阴道外，可以用75%酒精棉球擦净，或用冷开水轻轻擦净后再放入，但不能用水冲洗，以免药物释放过多，影响日后的避孕效果。

49 单纯孕激素避孕方法的不良反应和处理

单纯孕激素避孕的原理包括抑制中枢、抑制排卵，因而体内雌激素水平较低；低雌激素与孕激素共同作用又使得子宫内膜发育不良，功能层薄。这样就达到避孕的目的，但同时也影响了月经周期，可能引起子宫内膜的突破性出血，临床表现为月经频发，月经前后点滴出血或月经间期出血，如果子宫内膜菲薄可表现为月经稀少或闭经。在孕激素为主的状态下，有些妇女会有体重增加、痤疮、面部色斑等类似孕妇的表现。

了解这些不良反应，就可以有的放矢地为对象解释或给予相应的不良反应的处理。首先，在知情选择时就向妇女解释常见的不良反应，在对象知情并理解的基础上做出选择，可以增加其使用的依从性，也便于不良反应的处理。

（1）对于少量出血、点滴出血、闭经等情况，因为一般不影响健康和生活，一般不予治疗。如果反复不规则出血，可给予少量雌激素做周期治疗，如每天口服炔雌醇 0. 03mg，连续 22 天或短效口服避孕药以调整周期。

（2）对于体重增加，可以通过加强锻炼和控制饮食来调节。

（3）对于使用后出现痤疮和面部色斑，指导对象注意皮肤的清洁与护理。

50 使用甾体激素避孕方法对以后的生育力的影响

甾体激素避孕方法对生育力具有保护作用。这可以从它的作用机制来分析。首先，由于甾体激素避孕具有可靠的避孕效果，极少发生意外妊娠，包括宫内妊娠和异位妊娠，因而减少了人工流产以及因流产导致的种种并发症以及对生育的影响，对妇女的生育力具有保护作用。其次，甾体激素避孕对妇女生殖健康的益处，如调节月经，使妇女免于各种月经失调疾病，包括功血、多囊卵巢综合征、子宫内膜异位症，对妇女的生育力也起到保护作用。第三，甾体激素避孕还能够降低盆腔感染的发生，不言而喻，对输卵管的功能会有保护作用，这是受孕的非常重要的环节。

短效口服避孕药无致畸作用。如果准备怀孕，停药后生育能力即恢复自然状态，无须等待。因为，本来就是每天服药，漏服可能导致意外妊娠，停药时间超过 7 天就不能抑制下一周期的排卵，说明药物代谢迅速，停药对下一周期的排卵和妊娠没有影响。过去有停药后等待半年才能够妊娠的说法，是指长效类避孕药，需等待药物的代谢清除。长效口服避孕药本来就能维持有效血浓度一个月，等待药物被清除至少需 3 月；长效避孕针 1 个月至 3 个月注射 1 次，等待药物被清除至少需 3 个月至 6 个月。因此，为保险起见，统称为等待半年。但是，对于短效类药物，每天依靠低剂量药物作用的避孕药，不必过多顾虑，停药后即可以准备妊娠。

近期有报道，短效口服避孕药与非甾体药物避孕方法比较，停用后生育力的恢复，前者高于后者。

第三节 屏障避孕方法

51 屏障避孕方法的概念、种类和避孕机制

屏障避孕是以往外用避孕工具和外用杀精剂的统称。这类避孕措施是在女性生殖道局部范围内，用物理方法不让精子进入阴道（机械阻挡），或用化学制剂在阴道内灭活精子（化学屏障），或者两者结合，以阻断精子和卵子相遇而达到避孕目的。

屏障避孕历史悠久，发展也经历了一段漫长的起伏跌宕过程。约4000年前古埃及人用纸莎草、蜂蜜、碱和鳄鱼粪等制成栓剂，置于子宫颈口和阴道内进行避孕，开创了屏障避孕的先河。我国和日本古代的妓女曾用油性竹衣作为宫颈屏障，避免生育。虽然17世纪屏障避孕已在欧洲贵族中流行，但人群中广泛使用还是近100多年来橡胶工业发展以后。20世纪50年代，由于宫内节育器、激素避孕药等一系列高效简便的避孕方法迅速发展，人们更多选择使用避孕效果更好或避孕时间更长的方法，而使屏障避孕法受到“冷落”。但近20多年来，性传播性疾病，尤其是艾滋病，在全球范围内的传播，人们迫切需要一种既能避孕又能预防性传播性疾病的方法，而屏障避孕作为目前唯一的一类具有避孕和部分预防性传播疾病双重功能的计划生育措施，又重新受到世人的青睐，并有所发展。

传统的屏障避孕法有男用避孕套（又称阴茎套、安全套）、阴道隔膜、宫颈帽、外用杀精剂（如避孕片、栓、膜、

泡沫、胶冻）等。如能正确和持续使用这些屏障方法，避孕的有效率高。有些方法对性和谐还能起促进作用。

现代屏障避孕法主要有阴道海绵、阴道套、阀式宫颈帽和凝胶杀精剂等。现代屏障避孕法能避免传统屏障避孕法的一些局限性，有其独特优点。例如，凝胶状杀精剂在注入阴道后，可以在阴道深部形成一层薄膜，吸附在阴道壁上，不容易流失，所以可以在性交前数小时，甚至24小时之内任何时间事先注入，不影响性交过程。形成的“薄膜”在一定程度上可以作为前面所述的物理屏障，起到机械阻挡的作用，而“薄膜”中本身含有的杀精剂又可以在性交过程中起到杀灭精子活性的作用。但现在这类杀精剂在国内临床上使用不是很多，因为相对来说生产成本高，零售价格也相应提高。国产有“液体避孕套”在某种程度上有类似的功效。

52 屏障避孕方法的避孕效果

综合国内外研究，阴茎套在所有屏障避孕法中最为有效，在正确而又持续使用的情况下，第一年的意外妊娠率低于3/100妇女年；含杀精剂的阴茎套避孕效果为99/100妇女年。20世纪80年代上海市计划生育技术指导所对582例使用6个月至26年对象的调查显示：有效率为93.64/100妇女年，意外妊娠的主要原因是未坚持每次性交时使用。实际使用中，阴茎套的避孕失败率可高达10%～20%，失败原因主要为未按要求正确持续使用、避孕套破裂或滑脱。

据统计，杀精剂本身的失败率仅（0.3～8）/100妇女年。有报道（Trussell et al，1994；金毓翠等，1992）膜剂的避孕有效率约为（94～97）/100妇女年，栓剂避孕有效率可高达98/100妇女年，泡沫剂的有效率还要高一些。国内蔡起航等使用壬苯醇醚栓剂，两年累积失败率为8.2/100妇女年，其中，按要求使用两年失败率仅为3.2/100妇女年。同样杀精剂的使用有一定的要求，如不能按照要求使用，失败率就会比较高。也有报道杀精剂的失败率可高达20～30/100妇女年。

由此可见，各类屏障避孕方法的避孕效果在临床研究阶段都是相当高，但是在实际使用中，由于使用前没有接受正确的指导，或没有真正理解使用中的注意事项，导致在平时的使用中失败率远远高于研究中的失败率。从这一点讲，医务人员在向对象介绍讲解屏障避孕方法时，应特别强调方法使用中的注意事项，强调持续正确使用，不要抱有任何的侥幸心理，一旦发生使用失误，及时使用紧急避孕措施补救（具体做法参见相关章节）。

53 阴茎套避孕以外的益处

众所周知，阴茎套的首要功能是起到避孕作用，这就是为什么我们习惯称之为"避孕套"。但实际上，使用阴茎套还有更多的健康益处，在向对象介绍阴茎套时，适当加以介绍，既可以消除对象夫妇对使用阴茎套的恐惧，又可以促进夫妇在使用阴茎套的过程中互相支持。

阴茎套避孕以外的健康益处包括：

(1) 改善性生活质量：有些男性射精过早（俗称早泄）或性交持续时间短，妻子很少能达到性高潮。使用阴茎套，可以降低阴茎龟头部位的敏感性，使男性性交时间延长，延缓射精过程，妻子也容易获得性满足。甚至也有学者认为，阴茎套套口边缘的弹性作用，有捏持阴茎根部的作用，也可以在一定程度上起到延长性交时间的作用。但此类功效还有待临床研究证实。

（2）避免发生过敏反应：少数女性对配偶精子或精液过敏，每次性交后发生过敏，发风疹块、阴道瘙痒或其他变态反应。使用阴茎套，避免了配偶精液直接进入女性阴道，从而避免发生过敏反应。

（3）治疗免疫性不孕：有些女性不孕症是因为体内产生了抗精子抗体，一旦有精子进入阴道，抗精子抗体就与精子中的抗原发生免疫反应，杀灭精子活性。对于这类不孕症对象，可以建议在性生活中使用阴茎套。一般在3~6个月后，体内抗精子抗体水平降低，此时，选择妻子排卵期同房，受孕的几率会大大提高。

（4）应用阴茎套，可以防止包皮垢刺激女性生殖道：可减少盆腔感染性疾病，也可以减少宫颈炎，预防宫颈间变，从而减少宫颈癌的发生。最近的研究发现，使用避孕套一年以上，可减少50%罹患宫颈癌的危险。

（5）妊娠晚期性生活时使用阴茎套，可减少精液污染羊水的可能性。

（6）预防性传播性疾病（SID）：使用阴茎套可以部分预防性传播性疾病。国外的实验室研究和临床、流行病学资料显示：将阴茎套放大2000倍，未发现有微孔；用电子显微镜放大30000倍（能观察HIV颗粒），甚至当阴茎套被扩张时，也未观察到明显微孔。对HIV等几种微生物的通透性实验，模拟性交性兴奋时阴茎套所承受的压力，进一步证实：完整的乳胶能防止HIV、疱疹病毒、乙型肝炎病毒、巨细胞病毒和沙眼衣原体的通过。男性使用阴茎套，STD感染的相对危险度范围为0～0.51；女性相对危险度范围为0.11～0.87。阴茎套对男女双方都提供了预防HIV高水平的保护作用，未使用或未持续使用阴茎套，HIV的感染率是持续使用者的6倍；持续使用阴茎套，女性感染HIV的相对危险度范围为0～0.6。

54 男性阴茎套（避孕套、安全套）使用技巧

避孕套的使用方法虽然比较简单，也比较容易掌握。但使用避孕套有一定的技巧，如果不知道如何正确使用避孕套，常常会导致性交时避孕套破裂或者滑脱，而造成避孕失败。若要正确使用避孕套，需要注意以下几点：

（1）注意避孕套的有效期：拿到避孕套，首先要看清包装盒上印有的生产批号。生产批号通常用6～8位数表示，从左至右分别代表年、月、日和当日的第几批。据此可得知生产日期。包装盒上一般还会印上失效日期，超过失效期的避孕套不能使用。有些是在使用说明中注明该避孕套的使用有效期，一般在3年到5年。

（2）每次均需使用新的避孕套，一般避孕套为一次性使用物品，不可重复使用。

（3）选择合适的大小型号：初次使用时不知道大小可先选用中号，如不合适，再换大号或小号。一般在避孕套的包装盒上以标称宽度注明该盒内套的型号。所谓标称宽度指的是避孕套套口周长的一半长度，中号就是标称宽度为52±2mm。

（4）需要使用时再开封，开封后如未使用应丢弃，这样

做一方面比较卫生，另一方面菲薄的乳胶制品暴露于空气、阳光下或在温热环境的作用下，强度很容易减弱，再次使用时容易破裂。

（5）撕开包装前，要把避孕套轻轻挤向一边，避免撕开包装时刮破或划破避孕套，使用过程中也要注意避免指甲或戒指无意中的刮、划。

（6）正规的避孕套在出厂前都经过严格的质量检验，所以在使用前不需要检查是否破裂，更不需要把避孕套展开吹气查验是否有破裂或漏气。

（7）强调每次性交都必须全程使用。每次性交开始时，在阴茎首次接触到女性生殖器前，就必须戴上，不能等到有射精感时才用，因射精前常有少量精子随分泌物排出，易发生意外妊娠。

（8）当阴茎勃起后，轻轻捏瘪避孕套顶端的贮精囊，使囊内空气排出，然后再套入龟头，用示、中指和拇指的指腹将卷折部分向阴茎根部推展。

（9）如果担心使用避孕套后性交，女方会觉得干燥、阴道摩擦后疼痛，可以适当在避孕套外侧涂抹一些人体润滑剂或避孕胶冻。注意不能随手拿油脂性的润滑剂，如凡士林、婴儿油等，以免在油性物质的作用下，加速避孕套的破裂。

（10）射精后，勃起的阴茎很快软缩。男方应在阴茎软缩前捏住避孕套的套口，连同阴茎一并抽出，以防避孕套滑落。

（11）取下避孕套后，检查是否有破损。将避孕套打上结，用纸包裹丢弃。

55 避孕套保存和有效期

常用的避孕套是乳胶制品，遇日光晒和潮湿均要变质，与樟脑等药品放在一起易老化失效。所以存放的场所应是干燥、通风、避光之处。单位存放时要特别注意先进货的放在上面，后进货的放在底下，也就是先进货先发放，后进货后发放。

个人存放时注意不要让孩子随意取出玩耍，可放在床头柜抽屉内或枕头下，放置地点应固定以方便取用。

目前各种避孕套的贮存期一般不超过三年。即使在贮存期内使用或发放的避孕套，也应在使用或发放前检查避孕套的质量。

56 杀精剂种类、避孕原理和避孕效果

杀精剂一般有两部分组成：活性成分和惰性基质。

活性成分：是直接灭活精子的化学制剂，主要有：①弱酸类，如硼酸、酒石酸、枸橼酸等，杀精作用较弱，现已少用；②有机金属化合物类，如醋酸苯汞、硝酸苯汞等，杀精作用强，但毒性大，现已基本不用；③表面活性剂，如壬苯醇醚、辛苯醇醚、苯醇醚等，有强烈的杀精作用，且不影响阴道正常菌群，目前国内外生产的外用杀精剂大部分以此类化合物为活性成分；④其他，如杀菌剂（氯胺、新洁尔灭、苯并异噻唑类等）、酶抑制剂等，其中有些可望发展成新型外用避孕剂。

惰性基质：主要起支持杀精剂的作用，使之成形，也起稀释、分散药物等效应。同时，惰性基质也有消耗精子能量

或阻止精子进入子宫的物理屏障作用和润滑作用。目前，市售的杀精剂主要有栓剂、膜剂和胶冻剂，此外，还有片剂（泡腾片）和泡沫剂等。

目前广泛使用的表面活性杀精剂是其活性成分是壬苯醇醚，主要通过破坏精子的生物膜系统、灭活精子发挥避孕作用，如使精子的质膜脱失、顶体膜受损或顶体脱失、线粒体肿胀或空泡变性等，惰性基质利用其物理作用阻挡精子前进或在宫颈口形成薄膜，消耗精子能量，加强杀精剂的避孕作用。

活性成分为苯扎氯胺的杀精剂尚在研制中。

杀精剂避孕效果比物理屏障类略差一些，在临床研究中使用第一年妊娠率大约在 7/100 妇女，但在实际生活通常使用中第一年妊娠率可以高达 20/100 妇女以上。

57 不同剂型的杀精剂使用方法

尽管所含的活性成分相同或相似，但杀精剂有多种剂型。不同剂型使用方法基本相似，但也各有特点。

（1）栓剂和片剂：性交前（阴茎插入阴道前），将手洗净，撕开包装，取出 1 枚避孕栓或药片，取仰卧位或半坐位，女方两腿自然分开，将避孕栓或片放在阴道口，用手指将避孕栓或片推入阴道深处（约 1 指深）。放置后等待 5 ~ 10 分钟，便可性交。

（2）膜剂：将避孕药膜对折两次或揉成一松团，用示、中指夹住送入阴道深处；手指旋转后抽出，以免带出药膜。等待 10 分钟，待药膜溶解后开始性交；也可将药膜包在阴茎头上，插入阴道深处，停留 2 ~ 5 分钟，待药膜溶解后开始性交。

(3）胶冻剂和泡沫剂：需注入阴道：

1）可数次使用的避孕胶冻（或膏）：使用前，将避孕胶冻（或膏）管盖旋去，把所配的注入器旋接在管口的螺丝口上，将避孕胶冻（或膏）挤入注入器内，达一定刻度，取下注入器；然后，妇女取仰卧位，将注入器缓缓送入阴道深处。稍稍往外拉出一些，再把胶冻（或膏）注入阴道内，取出注入器，便可性交。

2）一次使用的避孕胶冻（或膏）：一管为一次使用量，配有注入器。使用时只需把注入器旋接在管口上，再把注入器缓缓送入阴道深处，直接挤压药管，挤出全部胶冻（或膏），取出后即可性交。

58 使用屏障避孕方法的注意事项

（1）强调每次性生活都要使用，不能有侥幸心理或结合推算安全期使用。即使一天有多次性生活，也应该每次都分别使用一次剂量。

（2）片剂和栓剂每次只能放置一枚，膜剂只能放置一张。不能因为担心怀孕，而加倍放入。

（3）需要在阴道内溶解的杀精剂要在使用中预留溶解时间。片剂、栓剂和膜剂置入阴道后须待 5～10 分钟（具体时间应参照包装上的说明），溶解后才能起效；起效后即要性交。

（4）放入阴道后一般在半小时之内要有射精过程，如果超过半小时，但仍有可能在阴道内射精的，需要重新放入一次剂量。

（5）胶冻剂、泡沫剂注入后即有避孕作用，但应避免注入后起床，以防药物流失；注入后也以立即性交为好，以免被稀释。

（6）性交姿势以女性仰卧位为好，以免药液流失。

（7）哺乳期或近绝经期妇女，由于生理原因阴道分泌物减少，有些依赖阴道分泌物溶解的杀精剂（如避孕药膜）就不易溶解。因此，不宜把片剂和膜剂作为首选。但可以使用栓剂、胶冻或其他避孕方法。

（8）性交后女方最好平躺一个小时，至少不能马上起床排尿、清洗外阴或冲洗阴道。

第四节　自然避孕法

59　自然避孕法及其有效性

自然避孕法是一类根据女性月经周期或周期中出现的症状与体征，间接判断排卵过程，识别排卵前后的易受孕期，进行周期性禁欲而达到调节生育目的的方法。因此在世界卫生组织各种避孕方法分类中被归属为易受孕期知晓法。

目前，人们常用的自然避孕法有：安全期避孕/日历表法、基础体温法、症状体温法、宫颈粘液法（比林斯法）和哺乳期闭经避孕法。体外排精法属于其他避孕方法类，但因其与自然避孕法同属于不需提供药物和器具的避孕方法，人们往往将其与自然避孕法相提并论。

自然避孕法的最大特点是自然的，不需要使用器具、服用激素或行外科手术，尤其适用于受宗教信仰限制而禁止使用任何避孕药具的妇女。当然，也适用于对使用其他避孕方法有严重不良反应和有禁忌证的妇女。采用此种方法避孕的妇女要求月经周期比较有规律，性生活的频率较稳定。性伴侣的关系较为配合默契，伴侣双方有较长时间不行房事的自觉性。

尽管自然避孕法无已知医学上的不良反应，但如同其他各类避孕方法一样，自然避孕法也有一些禁忌证，如无能力观察、记录易受孕期的症状与体征；不能保证性伴侣配合；有妊娠禁忌的情况。

相对于其他效果可靠的避孕方法，自然避孕法的有效率不是很高。自然避孕法推算易受孕期的三种方式都会受到很多人为因素的影响，而且妇女的排卵往往受生活环境、情绪、健康或性生活等影响而改变，甚至有时会出现额外排卵（在非易受孕期排卵）。因此自然避孕法不是十分可靠的。如果自然避孕方法中几类方法结合应用，可以相辅相成，在一定程度上提高避孕有效率。

自然避孕法还有一大好处，它既可以作为避孕措施，延缓受孕；也可以作为计划受孕的方法，只是建议性交的日子放在易受孕期。

60 常用的自然避孕法的种类

（1）安全期避孕/日历表法：此法仅适用于月经周期基本规则，无特殊情况的妇女。月经周期不规则，有阴道流血性疾病或处于特殊阶段的妇女，如产后、流产后、哺乳期、停用其他避孕措施后、初潮后不久以及近绝经期等，均不适宜使用。

(2) 基础体温法和症状体温法：此类避孕方法的主要观察指标需测量基础体温。因此，任何影响体温的疾患发病期间不宜使用；不能坚持测量基础体温者不能使用；处于特殊阶段的妇女，如产后、流产后、哺乳期、停用其他避孕措施后、初潮后不久以及近绝经期等，因排卵不稳定，也不宜使用，以免失败率上升或禁欲时间过长。另外，单独使用基础体温法，在基础体温上升前难以预料排卵何时发生或发生与否，通常在月经周期的前半周期无法使用，禁欲时间较长。

(3) 宫颈粘液法（比林斯法）：理论上，除不能坚持观察宫颈粘液或不能掌握观察方法者外，在各种情况下均能应用，尤其适用于原使用安全期避孕/日历表法者和对其他避孕措施有不良反应者。

处于特殊阶段的妇女，如产后、流产后、哺乳期、周期不规则、停用其他避孕措施后、初潮后不久以及近绝经期等，需特殊指导，属慎用范围。

可能影响卵巢功能、月经及其症状、体征，使宫颈粘液法难以掌握或无法使用的情况：妇科疾病如不明原因的阴道流血、不规则阴道流血、大量或长期阴道流血、宫颈癌、宫颈外翻、宫颈上皮内瘤变、盆腔炎期间或治愈后3个月内、性传播疾病患病期间或治愈后3个月内；其他疾病如脑卒中（中风）、肝脏肿瘤（良性或恶性）、甲状腺功能亢进或减退、血吸虫性肝硬化等以及药物影响（影响情绪的药物、锂、三环抗抑郁药和抗焦虑药等），可影响卵巢功能、月经及其症状、体征，使宫颈粘液法难以掌握或无法使用。宫颈粘液法实际使用中非意愿妊娠率的报道差异颇大。失败原因主要是使用者的主观因素，如未按规则或未持续使用所致。因此，当妇女不能或不宜暴露在较高非意愿妊娠发生的危险时，此法的应用受到极大限制。

（4）哺乳期闭经避孕法：世界卫生组织 Bellagio 协议（1988 年）认为：未用避孕方法的全母乳喂养或接近全母乳喂养且伴闭经的妇女，产后 6 个月内，可能的妊娠风险低于 2%。但是，某些影响哺乳的情况，限制了这种方法的选择。这些情况主要包括：①感染，如母体活动性病毒性肝炎、乳房开放性梅毒性损伤和 HIV 感染等；②母体某些药物影响，如利血平、麦角胺、抗代谢药、环孢菌素、类固醇激素、溴隐亭、放射性药物、锂、抗凝药和改变情绪的药物等；③新生儿不宜哺乳的情况，如需特殊护理的早产儿和低体重儿、新生儿代谢紊乱、先天性腭裂等。

61 基础体温的测量方法

基础体温是指人体在较长时间（通常需 5～6 个小时）的睡眠后醒来，尚未进行任何活动之前所测量到的体温。

正常育龄妇女的基础体温与月经周期一样，呈周期性变化。这种体温变化与排卵有关。在正常情况下，妇女在排卵前的基础体温较低，排卵后升高约 0.3～0.5℃。这是因为，当卵巢排卵后形成的黄体所分泌的孕激素作用于下丘脑的体温调节中枢，导致基础体温升高，持续到黄体萎缩，月经来潮前下降。下一个月经周期的基础体温又会重复上述这种变化。

把每天测量到的基础体温记录在一张体温记录单上，横坐标为日期，纵坐标为体温，并连成曲线，就可以发现月经前半期体温较低，月经后半期体温上升，这种前低后高的体温曲线称为双相型体温曲线，表示卵巢有排卵，而且排卵一般发生在体温上升前一天或由低向高上升的过程中。有人认为体温上升前的最低点是排卵日，但仅有20%左右妇女有此表现。在基础体温升高第4天起直到下次月经来潮前即为“排卵后安全期”。

基础体温测量法仅能提示排卵已经发生，而不能预告排卵在何时发生，因此它只能确定排卵后安全期，不能确定排卵前安全期。在多数情况下，基础体温测量法对判断排卵后安全期比较可靠，但有时也会遇到体温曲线不规则，因此不能确定排卵的准确时间，所以单纯利用测量基础体温来避孕受到一定的限制。

那么怎样才能正确地测量基础体温呢？

测量基础体温的方法虽然简单，但要求严格，还需要长期坚持。测量前要准备一支体温计（口表）和一张记录基础体温的记录单（如没有这种记录单，也可用一张小方格纸代替），从月经期开始，于每日清晨清醒后，在不说话和不从事任何活动的情况下，把体温计放在口腔里3分钟，然后把测量到的体温度数记录在体温记录单上（图2－1）。

为了提高测量基础体温的正确性，应在每晚临睡前把体温计放在床头柜上或枕头边，以便使用时随手可取，尽量减少活动。如果起床去拿体温计再测量，就不代表基础体温，从而使这一天的体温数值失去意义。对于上中班或夜班的妇女，可以把测量基础体温的时间放在每次睡觉4～6小时（至少3小时）初醒的时候。

基础体温一般需要连续测量3个以上月经周期才能说明

问题。如果月经周期规则的话，测量了几个月经周期的基础体温后，基本上知道了自己的排卵规律。日后为了更简便，可以选定从排卵日前的3~4天开始测试体温，待体温升高后再继续测试3~4天就行了，也就是说只要测量排卵期内的基础体温，以用于避孕的需要。

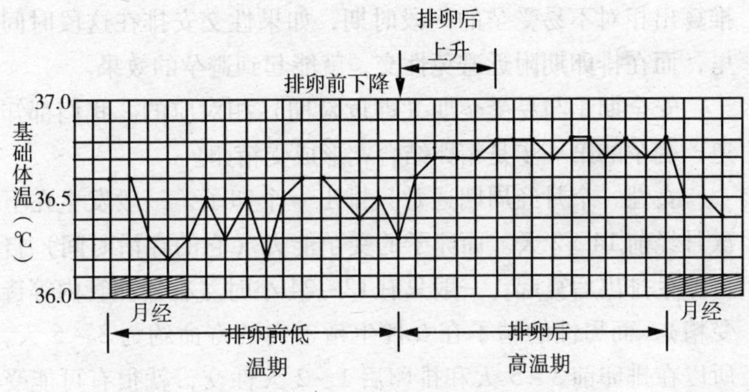

图2-1 基础体温曲线

图2-1中的纵轴坐标表示体温的度数，每一小格为0.1℃。横轴坐标表示日期和月经周期日，每一小格为1天。从月经来潮的第1天开始，将每天所测量到的体温度数用小点画在相应的体温记录单的格子中，一直到下次月经来潮的前1天为止，最后将各个小点用直线按顺序连接起来，就成为1个月经周期的基础体温曲线。

图中涂黑部分表示月经期，如遇有感冒、发热、腹泻、失眠、饮酒、使用电热毯等情况，往往容易影响基础体温，应在表格的下面加以说明。

62 安全期/日历表法

正常育龄期女性一般每个月行经1次，从本次月经来潮开始到下次月经来潮的第1天，称为1个月经周期。理论上，女性的每个月经周期有一次排卵。安全期避孕法就是根据女性的排卵时间和精子、卵子能够在女性生殖道里存活时间，推算出相对不易受孕的一段时期，如果性交安排在这段时间里，而在排卵期附近避免性交，就能起到避孕的效果。

安全期是与易受孕期（即危险期）相对应的。我们都知道，受孕的第一步是精卵结合，形成受精卵。

女性一个月经周期通常只排出一个卵子，一般发生在下次月经前14±2天。而卵子的受孕能力（它的存活时间）自从卵巢排出后算起，一般只有12～24小时（在输卵管内等待受精），而男性的精子在女性生殖道内的寿命约为3～5天，所以在排卵前3～5天和排卵后1～2天性交，就很有可能受孕，这个时期叫易受孕期，即“危险期”。

安全期又可再分为排卵前安全期和排卵后安全期。从月经干净那天到排卵期开始前的那段时间为排卵前安全期；从排卵期结束后到下次月经来潮为排卵后安全期。排卵后安全期比排卵前安全期更安全，这是因为有些妇女有时受环境变化和情绪波动等影响使排卵提前，这样排卵前安全期就会缩短，而自己并不知道，如此时有无保护的性生活，就可能受孕。卵巢在一个月经周期中先后排两次卵的机会是极少的，即排卵后到下次月经来潮前这段时间一般不会再发生第二次排卵，所以排卵后安全期就比较安全。

（1）使用方法：

1）一般计算：

• 根据以往6～12个月的月经周期，确定平均周期天数，并预算下次月经来潮日。

• 预计下次月经来潮日减14天，为假定排卵日。

• 在假定排卵日的前5天和后4天（总共10天）为危险期，要避免性交；其余日子为安全期。

2）改良奥吉诺公式：根据以往6～12个月的月经周期记录，最短周期（天数）－21天，向前推算是前安全期；最长周期（天数）－10天，向后推算是后安全期。

例如：一个妇女过去的6个月中，最短的月经周期为28天，最长为32天；28－21＝7，32－10＝22。那么，这个妇女月经第1～7天是前安全期，第8天是危险期的开始，第22天是危险期的结束，第22天以后至下次月经来潮为后安全期。

（2）注意事项：

1）安全期/日历法避孕主要使用于月经周期基本规则、无特殊情况的女性。

2）如果月经周期不规则或处于特殊阶段的女性（产后、哺乳期、流产后、初潮后不久和近绝经期等），因为难以推算可能的排卵期，所以不宜单纯依赖本法避孕。

3）疾病、情绪紧张、环境变化、药物等因素引起的月经周期变化，可影响本方法的避孕效果。

4）夫妇双方至少有一方能掌握测定排卵期的方法，如不能掌握这种方法就不能采用安全期避孕。如果不能严格掌握或者使用不当，容易导致失败。

5）安全期避孕就是避免在易受孕期性交，这就需要得到男方的密切配合，否则不能使用。

6）安全期避孕并非安全的，单纯依赖推算法往往不可靠。安全期避孕的失败率约20%。

63 宫颈粘液观察法

这个方法首创于20世纪70年代，由澳大利亚的医师约翰·比林斯和伊芙莲·比林斯夫妇根据妇女生殖系统周期性生理变化的特点，发现可以通过观察宫颈粘液的变化来测定排卵期，有的放矢地选择性交或避免性交，用以指导受孕和避孕。这种方法称为“比林斯自然避孕法”，并已得到世界卫生组织的推荐。多年来已有100多个国家推广使用。1987年9月，美国家庭基金会威尔逊夫人曾带队来我国推广此法，举办了师资培训班。随后，天津市计划生育研究所选择了300名育龄妇女采用“比林斯法”避孕，他们对受试者进行了2000多个月经周期的观察，仅有3个月经周期避孕失败。

宫颈粘液由子宫颈管里的特殊细胞所产生，是一种含水胶状物（hydrogel），由高粘度与低粘度两种成分组成。低粘度成分主要由电解质、低分子质量的有机化合物，如葡萄糖与氨基酸以及可溶性蛋白质等。高粘度成分有大分子粘蛋白网状结构。在月经周期中，受雌、孕激素的影响，这一水胶体物的成分变化显著，反映着雌、孕激素的优势状态。

在雌激素的作用下，宫颈粘液变得稀薄、呈水样，粘滞度很低，适于精子穿透；相反，在孕激素的作用下，宫颈粘液相对粘稠，不能为精子所穿透。

典型的月经周期根据宫颈粘液的性状分为6期：

（1）月经期：指有阴道流血时期，此期的流血使宫颈粘液无法辨认。

(2) 早期干燥期：指月经净后的5~6天内，此期宫颈无任何粘液和滑润液，阴部无湿润的感觉，此期为不易受孕期。

(3) 峰日前的粘液期：约开始于排卵前的第6天，宫颈出现了粘液，开始量少，后渐增多，最多时可达平时量的10倍，每天约700mg，粘液稀薄，拉丝长达5cm以上，不含细胞，涂片镜下可见棕榈叶状结晶。

(4) 峰日（peak day）：系指垂体突然产生大量促黄体生成激素（LH），出现LH峰，导致卵泡破裂而排卵。因此，峰日即表示接近排卵或刚开始排卵。峰日的宫颈粘液稀薄易伸展，拉丝可长达5~10cm，一般是阴部有湿润感的最后1天，或是粘液转变成干燥的前1天。峰日是月经周期中非常重要的一天，在这天性交最可能受孕。

(5) 峰日后的粘液期：峰日后的1、2、3天，粘液无弹性，渐变粘稠而呈奶油状，渐形成粘液栓将宫颈封闭，把精子阻挡在阴道内，此期阴部无潮湿、滑润感。自峰日前的粘液期至峰日后的3整天内为易受孕期。此时的粘液栓虽然使精子不能穿透，但粘液中仍有一些通路是开放的，有时排卵发生于峰日后1天，排出的卵子可存活1天，所以峰日后的3天内仍有可能受孕。此期内涂片可见棕榈叶状结晶粗大，部分已脱落，细胞成分渐多。

(6) 晚期干燥期：自峰日后的第4天至下次月经来潮前，此期为不易受孕期，因为此时卵子已退化，粘液栓阻止精子进入宫腔。

64 宫颈粘液观察法的避孕效果

在各类自然避孕法中，宫颈粘液观察法是根据体内雌孕激素的变化带来的粘液量和性状的改变，所以相对而言，避孕可靠性较强。WHO 曾经在一些国家，如萨尔瓦多、印度、爱尔兰、新西兰和菲律宾等五个国家，研究本方法的避孕效果，结果发现无论在发达国家或发展中国家，无论是文化水平较高或较低的夫妇大多能成功地使用。研究对象中 94% 的妇女能够正确地观察和记录自身的宫颈粘液性状，在使用的第一个周期确定自己的易受孕期。在那些正确使用本法的夫妇中，避孕有效率可高达 97%，意味着每 100 对夫妇使用宫颈粘液观察法 12 个月或一年，只有 3 个妇女怀孕。但是，在常规使用中，避孕效果能否达到理论上或干预研究阶段的水平，有赖于使用者能否正确理解和使用该方法。在上述 WHO 研究中，也有一些夫妇不能够成功使用这种方法。因此，在 12 个月的研究阶段，86% 的不正确使用该方法的夫妇受孕，因此，所有参与研究的夫妇（包括正确使用和不正确使用的夫妇）中，避孕有效率只有 78%。

同样，在国内就本方法的避孕效果和适用程度开展了很多研究。1990 年比林斯自然避孕法上海协作组的研究结果提示本方法避孕成功率为 92. 59% 妇女年。1993 年徐晋勋等开展了“上海市 688 对育龄夫妇连续使用比林斯自然避孕法的临床效果及实践研究”，688 例中有 36. 05% 为普通工人与农民，初中以下文化程度者占 40. 12%，提示比林斯法可在一般人群及文化程度较低者使用。另外，有 25. 79% 的妇女有不同程度的生殖道炎症或妇科疾病，这些人均能正确使用本法，但需经过培训，经过一段时间的实践方能熟练掌握。

无数的研究表明，宫颈粘液观察法以及其他各类自然避孕法，使用夫妇的知识水平和使用动机决定了方法使用的最终有效率，一般维持在80%到90%。显然，要达到高水平的避孕效果，需要指导对象全面了解该方法的具体内容，并根据自己的生育意愿和生育力，主动采纳不同种类的性行为。

65 指导对象观察和辨别宫颈粘液的变化

应用宫颈粘液观察法测定排卵期，首先要对避孕对象进行培训指导。

（1）对于从未使用过宫颈粘液法或观察过宫颈粘液变化的对象，应建议她们操作前禁欲一个月经周期，以便妇女可以仔细观察自己的宫颈粘液的周期性变化，辨别不易受孕期（即前述早期和晚期干燥期粘液）、易受孕期（即前述峰日前粘液期和峰日后粘液期）和极易受孕期粘液（即峰日粘液）。

（2）观察粘液变化可以通过自觉阴部潮湿和滑润感觉，以及在每天清洗下身或洗澡前用手指在阴道口采集少量白带，或在用厕时通过纸巾采集阴道口流出的粘液，观察粘液的性状、粘稠度及拉丝长度。

（3）为了能采集到宫颈粘液，也可指导对象学会做会阴阴道收缩运动，将阴道内的宫颈粘液排至阴道口或阴道外，再以示指腹面沾取粘液，并与拇指腹面对掐及分离。

（4）一般经过3个以上月经周期的自我观察和感受，就可以掌握自身的宫颈粘液分泌规律和排卵期征象。一旦发现外阴部有湿润感及粘稠的粘液有变稀的趋势，粘液能拉丝达数厘米时，就应认为处于受孕期（排卵期），直到稀薄、透明，能拉丝的粘液高峰日过后第 4 天，才能进入排卵后安全期。

(5) 因为性交次日，残留在阴道内的精液可能混淆对宫颈粘液的观察和辨别，所以一般在无法辨别时，都按易受孕期处理，当日不要性交。换言之，在没法确认受孕期粘液前，至少要隔晚性交。

(6) 阴道内宫颈粘液的变化受多种因素影响，如阴道内严重感染、阴道冲洗、性兴奋时的阴道分泌物及性交后粘液、使用阴道内杀精子药物等。如对阴道内宫颈粘液的性质不能肯定，应一律视为是易受孕期，不能抱侥幸心理。

(7) 需要采用宫颈粘液观察法避孕的夫妇，必须确保掌握了宫颈粘液的变化规律后才能使用。

66　应用宫颈粘液观察法避孕的原则

应用宫颈粘液观察法避孕的前提是能够自我辨别不易受孕期、易受孕期和极易受孕期，夫妇双方可以根据观察结果决定是否禁欲或选择边缘性性行为，避免阴道性交。为此，夫妇双方应严格遵守以下原则：

(1) 在月经期、流血期不宜性交。

(2) 早期干燥期内（排卵期前）使用早期规则：

1）夫妇可隔日晚上性交（精液与粘液混合有时影响辨认）。

2）一旦感觉潮湿应禁欲，至感觉干燥的第 4 天夜里才能同房。

(3) 峰日前的粘液期至峰日后的粘液期，包括峰日在内，不能性交。

（4）峰日规则：

1）在妇女有湿润的宫颈粘液和/或外阴阴道有潮湿和滑润感觉的最后一天为峰日，妇女在有峰日感觉三天内应该继续禁欲。

2）峰日后的第4天至下次月经来潮前，性交时间不受限制。

67 哺乳闭经避孕法的使用前提和避孕效果

顾名思义，哺乳闭经避孕法是利用哺乳期和产妇闭经状态而起到避孕作用的一类方法。

哺乳与闭经的关系早已被人们认识，哺乳作为一种间隔生育的方法，一直在人群中流传、使用。卢旺达的一项研究表明，哺乳妇女中有50%在分娩18个月后怀孕；而未哺乳妇女中，有50%在分娩4个月后怀孕；另外有75%的哺乳妇女在分娩15个月后还没有怀孕，而不哺乳妇女有75%在分娩9个月后怀孕。

哺乳闭经避孕法是目前世界卫生组织推荐的避孕方法之一，特别是在发展中国家或欠发达地区。但是，以前在很长的一段时间内，由于没能正确地发挥哺乳避孕功效及缺少恰当的使用指南，单纯依赖哺乳行为来避孕被认为是不可靠的。1988年13项临床和内分泌学的前瞻性研究资料综合分析认为：产后6个月内，如果是完全母乳（或几乎完全母乳）喂养，并且乳母月经尚未恢复，那么意外妊娠的可能性在2%以下。据此，“哺乳闭经避孕法”（lactational amenorrhea method，LAM）在一些国际组织倡导下形成。

1995年发表了哺乳期避孕的指南，即采用哺乳闭经避孕法必须完全符合以下前提：

（1）闭经，即产后月经尚未恢复。

（2）完全或接近全母乳喂养，即无论白天还是黑夜，随时用母乳喂养婴儿，每天哺乳 6～8 次，不添加任何辅食（包括水）。

（3）产后 4～6 个月以内。

如果以上三个条件中任何一项发生了变化，应该选用其他避孕方法。

当然，在一些发展中国家，妇女母乳喂养婴儿的时间可以长达 18～24 个月，那么她可能在更长时间内保持低生育力或不孕状态。但是在目前的中国，由于完全母乳喂养率非常低，许多乳母在产后早期就因为各种原因开始混合喂养，或添加辅食，以致难以单纯依赖完全母乳喂养来达到避孕目的。在婴儿出生后 4 个月，中国的医师普遍认为应该逐步为婴儿添加辅食，同时母乳喂养的次数和量逐渐减少，产妇的生育力逐渐恢复。研究表明，越是哺乳时间长的妇女，其排卵功能恢复越有可能早于月经恢复。

提倡哺乳闭经避孕法可提高人群中母乳喂养率和延长纯母乳喂养时间，有利于母婴保健和计划生育，也可以推迟其他避孕药具的选用。我们可以根据下面的流程来判断该乳母是否适合使用哺乳闭经避孕法。

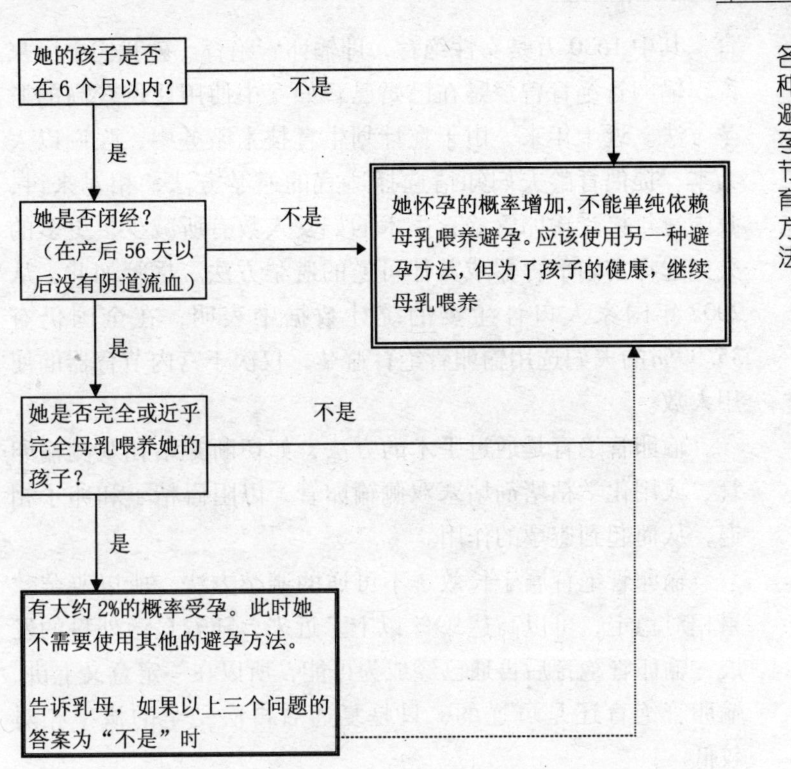

图2－2　判断乳液是否适合使用哺乳闭经避孕法流程

第五节　输卵管绝育术

68　输卵管绝育方法及其避孕效果

输卵管绝育是世界上应用最广的一种避孕方法，也是最有效的避孕方法之一。在世界上，现在有两千多万的夫妇绝育，其中1630万是女性绝育，即输卵管绝育。就我们中国来说，输卵管绝育曾经是在已婚已育妇女中使用比例较高的避孕方法。近十年来，由于在计划生育技术服务中，强调以人为本，提倡育龄夫妇知情选择适宜的避孕方法，相对来讲，我国每年接受输卵管绝育手术的妇女人数有所减少，更多的夫妇选择宫内节育器或其他可逆的避孕方法。尽管如此，从2002年国家人口计生委的统计数据中表明，在全国仍有35.99%的夫妇选用输卵管绝育避孕，仅次于宫内节育器的使用人数。

输卵管绝育是通过手术的方法，如切断并结扎双侧输卵管、或用化学粘堵剂堵塞双侧输卵管，以阻碍精子和卵子相遇，从而起到避孕的作用。

输卵管绝育属于长效、不可逆的避孕方法，所以避孕效果相对稳定，可以高达99%以上。近来，随着显微外科的发展，输卵管绝育后再通已经成为可能，所以在一定意义上讲，输卵管绝育还是可逆的，只是复通后再次受孕的概率相对较低。

所以输卵管绝育适宜于已婚已育、确定自己已经完成生育计划、又特别希望选择一种可靠的避孕方法的夫妇，尤其是那些因某种疾病如心脏病、肾脏病、严重遗传病等不宜妊娠者。从医学角度讲，这些妇女应该没有手术和麻醉的禁忌证。比如说，如果准备接受手术的妇女在术前检查中发现有感染征象，如腹部皮肤感染、产时产后感染、盆腔炎等，需先进行治疗，在全面康复后才可以接受手术。在一些全身情况虚弱，如产后出血、休克、心力衰竭和其他疾患的急性阶段不能经受手术者也不适宜手术。有严重神经官能症的对象也不宜选择绝育作为长期避孕的方法。

实施输卵管绝育手术，以在月经后3~8天为宜，应尽量避免在排卵后或月经期进行。也可选择在分娩或中期妊娠引产24小时后；人流或取出节育器后；自然流产正常转经后；药物流产2次正常月经后；或在剖宫产、小型剖宫产或其他开腹手术（有感染可能的手术除外）同时。如果受术妇女处于产后哺乳期，尚未转经，应首先排除早孕可能。如果处在妊娠期或目前使用宫内节育器避孕者要求绝育，必须先终止妊娠或先取出节育器，然后进行输卵管结扎。

69 输卵管绝育术的并发症及处理

输卵管绝育术的并发症比较少见，可以根据发生的时间分为近期并发症和远期并发症。

近期并发症的表现随着不同的手术方式而有所不同。小切口输卵管结扎的并发症包括伤口感染、膀胱或肠道损伤。腹腔镜输卵管绝育的并发症可能涉及麻醉问题、输卵管的撕裂和断裂、一些器械（如举宫器、气腹针或穿刺针）造成的器官损伤。尽管腹腔镜绝育的并发症发生不比小切口输卵管绝育常见，但可能比较严重。并发症的发生很大程度上与手术技巧和经验相关。

以上并发症绝大多数出现在手术中或手术后短时间内。这些问题大多数可以通过严格的术前筛查、应用镇静剂的局部麻醉、细致的手术技巧、良好的无菌操作和适宜的术后护理等预防。如果尽早发现和及时处理，这些并发症的严重程度会有很大程度的降低。口头和书面的术后宣教（对文化程度低的妇女最好有图文并茂的宣教材料）可以指导妇女在术后一周复诊。如果发生了上述并发症，应及早按照临床诊疗规范，根据不同的情况给予相应的处理。

远期并发症主要是绝育失败，但非常少见。然而如果已经接受了输卵管绝育的妇女再次怀孕，就很有可能是异位妊娠，有潜在的生命危险。绝育术前后应该告知妇女一旦自己认为可能怀孕，就应该就诊，排除异位妊娠的可能。要预防绝育失败，首先是医务人员要加强责任心，严格按照手术操作规范，避免在月经后半期行绝育术；要辨清输卵管必须追溯至伞端，避免误扎其他组织或漏扎；手术应选择输卵管抽芯包埋法为好，近端完整包埋在系膜内，远端固定在系膜外，以减少复通机会；结扎输卵管的部位和松紧度要适当，切除要彻底。

确诊宫内孕后，则行人工流产术，术后采用节育措施。如愿再次绝育者，在人流术后作剖腹手术，查明再孕原因，并作输卵管切除术。如果确诊或怀疑异位妊娠，有手术指征时，宜立即开腹探查，证实为异位妊娠，还是卵巢破裂、囊肿扭转或其他原因的急腹症，并根据病因采用不同手术方式。

术后后悔当初绝育的决定是另一种可能的后果。不少研究结果都强调术前咨询的重要性，在术前要让受术妇女充分认识到绝育手术的不可逆性和以后遗憾的可能性。

70 输精管绝育术及其避孕效果

输精管绝育是男性可以选用的长效避孕方法，属于安全、经济的避孕方法之一。尽管从全球或全中国范围讲，选用男性绝育的夫妇远不如女性绝育，但使用人数还是在缓慢地上升。到2003年有4000~6000万的夫妇选择男性输精管绝育，比 1983 年增加了 2700 万。

输精管绝育是通过手术途径切断、结扎输精管，或植入异物于管腔内阻塞输精管，或用电凝、化学等方法闭塞输精管，或在管外加压闭合输精管，使输精通道被阻断的一种持久性节育措施。目前临床上常用的是输精管结扎术，其次是输精管闭塞术。

输精管结扎术是通过手术，结扎和切断精子的输出通道——输精管，使精子不能进入结扎远端的输精管，而射精过程仍能正常进行，不影响性欲，只是排出的精液中不含有精子，以此达到节育的目的。相对于女性输卵管结扎术，更为简便。

在过去半个多世纪中，传统的输精管结扎术是在男性阴囊皮肤上作 1 ~ 2 厘米的切口，暴露分离输精管，切除 1 ~ 1.5 厘米的管段，然后缝合输精管的断端。应该说，这样的方法简单、经济、有效。但是手术切口带来了潜在的出血、血肿和感染并发症。在 1974 年，我国四川的李顺强教授发明的“直视钳穿法输精管结扎术”，被称作为“不动刀”的方法，即在阴囊上没有手术切口，而是通过一个针刺口直达欲结扎的输精管部位，在局麻下用输精管分离钳分裂皮肤，游离输精管，然后切断结扎。直视钳穿法输精管结扎术因为通过单一的、不出血的针刺口，而不是侵入性切口，在临床上并发症发生率明显下降，尤其是血肿和感染。没有直接的手术切口，在很大程度上也减轻了男性对于手术的恐惧，提高了输精管结扎术的可接受性和使用率。

如果手术操作正确规范，输精管绝育术的避孕效果是非常高的。国外文献报道，输精管结扎后受术男性的配偶在一年内发生意外妊娠的概率大约在0.1%～0.15%。术后受术者应等待3个月，才能有无保护的性生活。判断输精管绝育是否成功是检查受术者的精液，如连续两次未查出精子，就认为是成功的。

在绝育失败者中，绝大多数是使用者失败，由于术前指导不够，或受术者不能遵医嘱要求在确认无精症前必须使用其他的避孕方法。另外有些对象会出现自发性的输精管再通(80%发生在术后3个月内，90%发生在术后9个月内)。发生这种情况可能与手术方式和手术者操作技术有关。

71 输精管绝育术后并发症的防治

输精管绝育术是安全、有效、简便、经济的一种持久性的男性节育法。只要加强责任心，严格执行节育手术常规，并发症是很少发生的，甚至是可以避免的。术后由于某种原因，个别发生了并发症，只要及时采取有效措施，问题也会得到妥善解决。一般常见并发症包括出血、感染、痛性结节、附睾郁积症和性功能障碍等。输精管绝育术并发症的处理是一个很复杂的工作，病员来自各方，述说症状各异，思想情况不一，对于那些多处求治而长期未愈者情况更是复杂。若处理不当，可能会“病上加病”，造成工作上的被动，影响计划生育工作开展。另外，中国的文化风俗对男性的生殖器官及其功能特别关注，所以在绝育后如果出现任何不适，即使只是体力下降，都可能将病因归结到绝育术上。所以，术前充分咨询，讲解男性绝育术的各个方面，包括方法的优点和缺点，让受术夫妇在术前充分知情，同时签署知情同意书；在术后及时给予心理上的帮助，都可以有效地避免和预防术后的一些不良反应，更能有效地减少由于心理障碍带来的躯体问题。

72 如何通过术前咨询，帮助育龄夫妇选择适宜的绝育方法

无论是女性的输卵管绝育还是男性的输精管绝育，理论上讲，都属于永久性的避孕节育方法，而且都要通过手术的途径。即使现在临床上可以开展输卵管吻合术和输精管吻合术，使得那些需要恢复生育能力的女性和男性有可能满足需求，但毕竟吻合术后输卵管或输精管复通的概率还是较低，而且吻合术比较复杂、价格较昂贵，所以术前为对象做好充分的咨询就显得更为重要。

如前所述，绝育方法除了分男性和女性外，阻断输卵管或输精管的方法也有很多，有手术切断、有化学粘堵、还有通过电凝、激光等。在术前咨询中，必须耐心仔细地讲解在本地区或本医疗机构中可以开展的绝育手术的方法，这些方法具有的长处和短处，特别是手术会给手术对象的身体带来怎样的影响，对性生活、性功能和婚姻生活会带来怎样的影响。

术前咨询必须要让对象明白绝育手术的永久性和可能的不可逆性，让对象充分知晓除绝育以外，还有其他可以选择的避孕方法；了解受术夫妇的既往生育史、是否完成了生育计划、目前孩子的年龄、性别和健康状况、家庭经济状况等，必要时以危险因素方法来评估对象夫妇是否需要进一步的咨询，以确保对象此时选择绝育是适宜的。对象如果存在任何

的疑问、恐惧或误解，在做最后决定之前都应该消除。尽可能夫妇双方一同接受术前咨询，除了口头提供和分享相关的信息和解释外，最好还给予对象高质量的、准确完整公正的、通俗易懂的和图文并茂的书面信息，如折页、小册子，让对象可以自己进一步阅读理解，做到完全的知情，做出理智的选择。

充分的咨询让对象明确以下六个方面：

（1）目前对象夫妇可以获得其他短效、非永久性的避孕措施。

（2）输卵管绝育/输精管绝育是一项外科手术。

（3）这种手术操作有好处，也存在一些风险，包括小比例的失败率。

（4）如果手术成功，可以预防对象再生育孩子。

（5）绝育手术属于永久性的避孕措施，可能不能逆转。

（6）在开始手术前任何时间，对象有权选择放弃手术，而不会影响其接受其他的医疗保健服务。

在对象充分知晓，并确定没有其他问题的基础上，让对象夫妇签署知情同意书。

第六节　事后避孕

73　事后避孕的概念

减少意外妊娠有三道防线：第一道是事先采取各种常规避孕措施；第二道就是事后避孕；第三道是人工终止妊娠。由此可见，事后避孕是其中不可缺少的一环，如同我们常说的三级预防，是早期发现和早期干预的重要环节。

常规的避孕方法都是在性交前使用，如：宫内节育器、口服避孕药、避孕针、皮下埋植剂、男用或女用避孕套、外用杀精剂、自然避孕法等，都是在性交前使用的避孕方法。

所谓事后避孕是指性生活中由于没有使用任何的常规避孕方法或者使用了某种避孕方法，但发生失误，在性生活后一定时间内所采用的临时补救的避孕措施。常见的避孕失误如避孕套滑脱、外用杀精药物未能在阴道内溶解等。目前所采用的事后避孕方法包括：紧急避孕、黄体期避孕和催经止孕。这三种方法主要区别在于使用的时间，以及使用前发生无保护性生活的时间和次数。在具体的药物选择上可有相通之处，但存在剂量和是否需要配伍药物的差别。

事后避孕方法是在一次或多次无保护性生活后使用，一般是在对象发觉或担心避孕失误时。尽管使用事后避孕方法时可能已经发生了精卵结合、甚至已经在子宫内着床，但总体上讲，事后避孕在预防意外妊娠，特别是减少人工流产及其对流产妇女身心带来的伤害方面，起到了积极和重要的作用。

74 常用的紧急避孕方法及其原理和避孕效果

目前常用的紧急避孕方法包括：激素类药物和含铜的宫内节育器。

现在临床上常用的激素类紧急避孕药物包括以下3种：

(1) 米非司酮：在性生活后120小时（5天）内口服25mg或10mg。如果正确使用，米非司酮的失败率约为1%。

(2) 左炔诺孕酮（LNG）：性生活后72小时（3天）内

口服左炔诺孕酮1片（0.75mg），12小时后重复一次；或者一次口服2片（1.5mg）。左炔诺孕酮的失败率约为2%。

（3）雌-孕激素复合物（Yuzpe法）：性生活后72小时（3天）内口服炔雌醇（EE）0.1mg和左炔诺孕酮（LNG）0.5mg，12小时后重复一次。雌-孕激素复合物（Yuzpe法）的失败率约为3%。国内目前没有现成的雌-孕激素复合紧急避孕药物，可以用短效口服避孕药复方左炔诺孕酮片来代替。可以在性生活后72小时（3天）内口服4片，12小时后重复一次。特别要注意是短效片，不是长效片！

激素类药物发挥紧急避孕的作用的机制目前都不是很清楚，其机制可能随着不同的性生活时间和不同的给药时间而有所变化。现有的研究提示，排卵前使用雌孕激素复合剂可以抑制或延迟排卵；子宫内膜发生组织学或生物化学方面的变化，可能影响受精卵着床；可能使宫颈粘液变得粘稠，限制精子活动；也可能改变精子、卵子或受精卵的运输；干扰卵巢黄体的功能；或直接抑制精卵结合。

从大剂量口服避孕药研究的资料中可以看出，如果已经发生了着床，无论左炔诺酮类还是雌孕激素复合类，都不会干扰或损害妊娠。换言之，这两类药都不会导致流产。尽管米非司酮是我们进行药物流产时常用的药物，但药流使用的剂量比紧急避孕要大6倍或6倍以上，且还要配伍前列腺素类药物。目前没有证据表明10～25mg的米非司酮可以导致流产。

带铜宫内节育器用于紧急避孕时，在性生活后120小时（5天）内放置，这种方法的失败率最低，约为0.1%。

带铜宫内节育器的作用机制也是非常复杂，不是单一的原理，但主要的作用途径是干扰受精，而不是干扰着床。节育器上的铜在宫内环境中分解出的铜离子，具有使达到输卵管的精子数量减少，并能干扰精子活动的能力。

需要指出的是，一般在性生活后使用激素类药物作为补救措施越早，效果越好。如果用药后，仍然有无保护的性生活，失败率增加。

寻求紧急避孕时选择放置带铜宫内节育器，可以同时起到落实常规、长效避孕方法的目的，而且对此次紧急避孕后的性生活同样有避孕保护作用。因为在紧急避孕失败的对象中，为数不少的对象是在服用紧急避孕药物后再次有无保护的性生活，而使用带铜宫内节育器的对象发生类似问题的概率就会极大的降低。

75 使用紧急避孕方法的时机和禁忌

总体上讲，紧急避孕适用于身体健康、月经周期规则的妇女，在无保护的或避孕措施失败的性生活后 72 小时内使用，一个月经周期内仅能使用一次。

紧急避孕适用于以下任何一种情况：

(1) 性生活时没有采取任何常规避孕方法。

(2) 避孕套滑脱、破损或使用不当，精液溢漏或残留在阴道内。

(3) 体外排精失败，导致在阴道口或阴道内射精，即使只有少量精液排出。

(4) 安全期推算错误，可能由于本身月经周期不很规则，或推算方法使用不正确，导致在易受孕期禁欲失败。

(5) 排卵期性生活仅使用避孕栓、药膏、药膜等外用杀精剂避孕，因为此类杀精剂避孕效率本身就较低。

(6) 采用避孕栓、药膏、药膜等外用杀精剂避孕时，使用不当，如尚未完全溶解就开始性交，或杀精药物置入位置太靠近阴道口。

(7) 短效口服避孕药漏服2片或2片以上。

(8) 自己发现或随访检查中发现宫内节育器移位或脱落，但尚未更换或重新放置。

(9) 性交时宫颈帽、阴道隔膜、阴道海绵等放置位置不当、破裂、撕脱或过早取出。

(10) 无可靠避孕方法的妇女遭受性暴力伤害。

尽管紧急避孕适用于大多数妇女，但如同其他避孕方法，也有禁忌使用的情况。

(1) 紧急避孕不能用于已确诊为妊娠或可疑妊娠的妇女，因为任何紧急避孕药物和方法都不能终止妊娠。对于月经已经延期，但此次无保护性生活为本周期第一次时，仍不宜使用紧急避孕，因为这时这个妇女已经属于可疑妊娠的对象。

(2) 如果在一个月经周期中有多次性生活未避孕或避孕失败，不宜使用紧急避孕。紧急避孕适用于在一个月经周期中仅有一次性生活未避孕或避孕失败。如在这个周期内（包括在最近72小时之内）有多次性生活未避孕或避孕失败者，如果使用紧急避孕，有效的避孕作用将大大降低，相应的失败率就会升高。

(3) 有血栓性疾病、严重偏头痛、异位妊娠等病史的妇女慎用雌-孕激素复合物（Yuzpe法）紧急避孕。

(4) 肾上腺皮质功能低下的妇女，不宜服用米非司酮紧急避孕。

（5）带铜宫内节育器作为紧急避孕使用的禁忌证与常规放置宫内节育器相同。

76 使用紧急避孕药物不良反应及其处理

（1）恶心：使用雌－孕激素复合物（Yuzpe法）的妇女发生率最高，约50%；左炔诺孕酮（LNG）者次之，约20%；米非司酮者最低，6%～7%。一般持续不超过24小时。

（2）呕吐：使用雌－孕激素复合物（Yuzpe法）的妇女发生率最高，约20%；左炔诺孕酮（LNG）者次之，约5%（一次口服2片左炔诺孕酮（1.5mg），并不增加恶心、呕吐的发生率）；米非司酮者最低，约1%。如睡前服药可减少恶心、呕吐的发生。如服药后1小时内发生呕吐，应补服一次。

（3）不规则阴道出血：部分服药妇女在用药后会有阴道不规则点滴出血，一般无需处理。但在用药前要告知，不要把这种出血当成是月经来潮。

（4）月经改变：多数妇女月经能按期来潮，也有一部分妇女月经提前或延迟。如果月经延迟1周，应作尿（或血）妊娠试验，以明确是否为妊娠所致。服用紧急避孕药物发生月经延迟比月经提前更为多见，可能与服药推迟排卵有关。

（5）下腹疼痛：目前尚无足够的临床资料表明，在紧急避孕失败的妇女中异位妊娠的发生率增高，通常紧急避孕不会增加异位妊娠的发生。如果妇女服用紧急避孕药物后月经延迟，一侧下腹隐痛伴不规则阴道出血等症状，应警惕异位妊娠，及时诊治。

（6）其他不良反应：乳房胀痛、头痛、头晕、乏力等。这些症状一般不超过24小时。乳房胀痛或头痛严重者，可以用阿司匹林或其他止痛药对症处理。

（7）紧急避孕放置宫内节育器后的不良反应：与常规放置宫内节育器相同。

77 使用紧急避孕失败后的妊娠

尽管国内近几年才开展和推广紧急避孕服务，但是在国外左炔诺酮类药物和雌－孕激素复合制剂用于紧急避孕已经有几十年。目前国内最常用的左炔诺酮类药物，早在国外三十多个国家作为处方类或非处方类的紧急避孕药物。针对这类药物的临床流行病学研究和临床观察资料也很多。根据目前国内外的资料，紧急避孕药物，特别是左炔诺酮类药物，对胎儿发育没有直接的不利影响，也就是说，使用紧急避孕药物没有增加胎儿畸形的发生率。临床观察中发现使用紧急避孕药物失败后分娩的新生儿的出生缺陷率与当地的平均水平相近。所以，在医师告知相关情况后，由妇女及其家属决定是否继续妊娠。

78 紧急避孕和常规避孕的区别

常规避孕是在性交前使用的避孕方法，属于预防性措施。女性可以选用的避孕方法包括宫内节育器、口服避孕药、避孕针、皮下埋植剂、女用避孕套、外用杀精剂，女性绝育术等；男性可以选用避孕方法有男用避孕套、男性绝育术。这些方法种类繁多，避孕效果也各不相同。

紧急避孕和常规避孕尽管都可以预防意外妊娠的发生，

但两者在使用的时间、避孕效果、不良反应等方面还是有明显的区别。

(1) 使用的时间不同：常规避孕是在性交前使用的避孕方法。

紧急避孕是在性交后使用的避孕方法，属于事后避孕方法之一，仅用于在一个月经周期中仅有一次性生活未避孕或避孕失败。仅针对用药前72~120小时之内的一次性生活有补救作用，对服药后的性生活没有避孕保护作用。

(2) 有效性不同：如果正确、坚持使用，常规避孕方法的有效率高。

在一个月经周期仅有一次无保护的性生活或者避孕失败，如果正确使用紧急避孕药物，米非司酮的失败率约为1%；左炔诺孕酮的失败率约为2%；雌-孕激素复合物（Yuzpe法）的失败率约为3%；带铜宫内节育器用于紧急避孕的失败率最低，约为0.1%。

但是，需要特别强调的是，计算紧急避孕的有效率不能简单地用100%减去失败率。如左炔诺孕酮的失败率约为2%，不能据此推算其有效率为98%。因为在无保护的性生活后，并不是每一个妇女都会怀孕的。下面Dixon的受孕概率表，把下次月经预期来潮日减去14天设为预期排卵日，在表中以0代表，排卵前一天为-1天，排卵后一天为+1天，以此类推，根据Dixon的受孕概率表中的概率，可以计算出每个使用紧急避孕妇女的预期受孕率，然后计算出整个临床研究的对象的总预期妊娠数，减去实际观察到的妊娠数，即为使用紧急避孕药后所避免的妊娠数，再除以用药的例数，就可以得到紧急避孕的临床有效率。用这样的方法推断，药物类紧急避孕的有效率在75%～85%之间，比常规避孕方法的有效率低。

表2－6 Dixon受孕概率表

性交日期	受孕率
－8	0.001
－7	0.007
－6	0.025
－5	0.055
－4	0.104
－3	0.146
－2	0.169
－1	0.173
0（预期排卵日）	0.141
＋1	0.091
＋2	0.049
＋3	0.019
＋4	0.005
＋5	0.001

（3）不良反应发生率高：激素类的紧急避孕药与常规的避孕方法（如短效口服避孕药）相比，激素的含量要高得多，因此发生不良反应的比例较高。

（4）不宜反复使用：因为紧急避孕药物所含激素量大，不良反应发生的比例高，而效果又不如常规避孕方法好，从保护妇女生殖建康的角度出发，不宜反复使用。更不能用它来替代常规避孕方法。

79 黄体期避孕的概念和避孕效果

黄体期避孕指在黄体期序贯应用米非司酮与米索前列醇以达到避孕目的。黄体期避孕作为房事后避孕的一种方式，适用于既往身体健康、近3个月月经规律（包括末次月经、经期、经量正常）、本周期内有一次以上的无保护或避孕失败的性生活的育龄妇女。这些妇女由于已经错过了紧急避孕时机（房事后3~5天）或本周期有过不止一次的无保护房事，可以在预计月经来潮（按最短月经周期计算）前4~11天应用药物进行避孕补救。1999年我国的多中心研究的总妊娠率为3.6%。

如果这些妇女有月经紊乱、或患支气管哮喘、青光眼、癫痫、肾上腺皮质功能低下、内分泌紊乱性疾病、过敏性疾病、严重的心、肝、肾疾病，则不能采用黄体期避孕。

对于符合以上要求的妇女，在给予药物之前，应进行妇科检查和尿妊娠试验，以排除禁忌证和妊娠。

黄体期避孕用药方法是：

（1）米非司酮25mg，2次/日，共4次，总量100mg。

（2）米索前列醇0.4mg，于第三日服末次米非司酮1小时后，在医院服用，并留院观察1小时。

黄体期避孕使用的药物对下次月经的来潮时间可能会有一定影响。根据临床研究的结果，有约半数的妇女月经提前或延迟，用药前应向妇女说明。应嘱咐对象在下次月经来潮的一周后随访，如服药后出血量超过月经2倍者或腹痛剧烈应随时就诊。服药后转经异常者，应继续随访，注意排除妊娠或异位妊娠等情况。

80 催经止孕的概念和避孕效果

催经止孕是指妇女月经刚到期或过期 5 天之内，即宫内妊娠诊断尚未成立时，使用药物，以有孕止孕、无孕催经的方式达到生育调节的目的。据估计，催经止孕的妇女，仅约 15% 可能已经受孕。催经止孕的优点是，可促使月经来潮，解除妇女的忧虑；对已孕妇女，因用药早，成功率高达 99%，出血也少，量如月经来潮。

催经止孕适宜人群同上述黄体期避孕，只是服药时间是在预计月经来潮（按最短月经周期计算）前 3 天至过期 5 天内。同样在给药前应为对象进行妇科检查和尿妊娠试验，排除禁忌证和妊娠。

催经止孕的用药方法是：

（1）米非司酮 25mg，2 次/日，首剂 50mg。共 5 次，总量 125mg。

（2）米索前列醇 0.6mg，于第三日顿服末次米非司酮 1 小时后，在医院服用，并留院观察 2 小时。

服药后嘱对象在月经来潮的一周后随访，如服药后出血量超过平时月经 2 倍者应随时就诊。服务提供者仍需随时考虑到月经延迟有异位妊娠的可能，特别是妊娠试验阳性，超声检查未见宫腔内孕囊，应嘱患者随时注意症状，如腹痛剧烈、阴道出血等，及早去医院诊治，若疑诊异位妊娠可能，应立即留院观察处理。服药后转经异常者，应继续随访，注意排除妊娠或异位妊娠等情况。

由于催经止孕服药时间已处于预计月经来潮前后，对象有可能在服用第一片药物后或在服用米索前列醇前，已经有阴道出血或月经来潮，从而可能自作主张停用未服的药物。应在接纳对象和发放药物时强调药物序贯使用的重要性，并提醒此时的阴道出血还不能确定是否为真正的月经来潮，只要开始服用第一片药物，就必须全程服用所有的药物，并按照要求随访观察。

第七节　避孕方法知情选择

81　避孕方法知情选择的概念

所谓的避孕方法知情选择是指服务对象在充分接触到关于计划生育方法的信息（包括各种适宜的避孕方法的避孕原理、避孕效果和避孕以外的好处、种类、使用方法、使用后可能的不良和并发症等），了解有关避孕服务的可得性和供给方式（获得途径、价格），并考虑个人的喜好和需求以后，才做出选择某种避孕方法的决定。

这里值得注意的是必须由对象来做选择，而且对象是经过服务提供者的咨询指导，获得完整准确的信息的情况下，结合自己和性伴侣的喜好和需求，才做出的选择。所以知情选择实际上是“双方专家”在共同工作，一方专家是服务提供者，专长于避孕知识；另一方专家是服务对象自己，专长于自身需求和喜好。只有双方专家将自己所熟悉的信息与对方分享时，对象才能真正做到知情选择，才能保证正确、持续、有效地使用避孕措施，更好地满足自己的避孕需求。

知情选择决定后应提供实用建议，指导对象及时落实，最好是“从今天就开始”，使对象满意而归。

82 暂不考虑生育的夫妇避孕选择

暂不考虑生育的夫妇可以根据自己准备避孕的时间长短、性生活的频率、对避孕方法的喜好、夫妇双方的健康状况等，选择适宜的避孕方法。从原则上讲，除了绝育方法会影响以后生育外，其他避孕方法都可以选择，但是考虑到这些夫妇近期不准备生育，应该选择避孕效果相对比较可靠，同时有利于保护生育功能、使用又比较方便的避孕方法。

（1）适宜选择的方法：

1）口服短效避孕药：避孕效果可靠，如果正确使用，避孕效果可以达到99%以上，而且还兼有更多的健康益处，保护生育功能。使用方法相对简单，只要每天按时口服，不要漏服。停药以后，下一个月经周期就可以受孕。有研究表明使用口服短效避孕药与其他方法相比，停药后在一年内受孕率高。口服避孕药不影响性生活，对新婚性生活频率高的对象更为适用。

2）男用避孕套：避孕效果与使用者方法是否正确密切相关。所谓的正确使用，就是每一次性生活都应该在阴茎首次插入阴道前就要带套，不能抱任何的侥幸心理。避孕套使用方法简单，经过简单的指导，绝大多数对象都能正确使用。避孕套仅起到物理屏障作用，既能避孕也能预防性传播性疾病，对男女双方的内分泌和生育功能没有影响，停用后就可能受孕。

3）外用杀精剂（栓剂、膜剂、胶冻等）：如同避孕套，避孕效果与使用者使用情况密切相关，但即使正确使用，避孕效果也低于避孕套，更低于口服避孕药。同样也要求有一次性生活就要在女性阴道内放入一次剂量的杀精剂，不能抱侥幸心理。目前研究表明杀精剂对预防和治疗性传播性疾病没有效果。药物在阴道内作用时间短，对女性内分泌和生育功能没有影响，停用以后就能受孕。

4）阴道药环：一种放在阴道内缓慢释放甾体避孕药的避孕方法，一次放入，可以避孕一年。目前国内产品是单纯孕激素环，对于希望避孕时间长于一年的夫妇比较适合。避孕效果稳定，可以达到97%以上。不影响性生活，但初次使用可能会有不规则出血，一般可以忍受，不需治疗或干预。使用方法简单，在医师指导后，自己可以放、取，不需任何器械帮助。

5）宫内节育器：不是这类夫妇的首选方法，因为一般避孕时间都要长于5年。如果需要避孕很长时间的夫妇也可以选择。避孕效果相对稳定，可以达到90%以上，没有生育过的夫妇要强调随访，以免移位或脱落，影响避孕效果。需要到医院放置或取出。

（2）不提倡使用的方法：

1）安全期（日程推算法）：因为女性月经期容易受到很多外界因素或自身健康状况、情绪等影响而变得不规则，所以难以准确无误地确定排卵期或不易受孕期（安全期）。特别那些新婚夫妇，或刚开始有性生活的对象，相对比较激动，很难控制自己在应该禁欲的日期停止性生活，所以原则上不推荐。

2）体外排精：男性在射精前控制自己的射精欲望，将阴茎退出阴道，射精于体外。但这个方法对男性的控制功能要求较高，容易因为失控而避孕失败。另外如果长期使用这个方法的男性容易诱发射精障碍。

83 为产后夫妇提供避孕咨询时应注意的问题

产后避孕常常是避孕保健中一个薄弱环节。许多夫妇在新婚后没有采取避孕措施的情况下婚后不久即怀孕、生育，对避孕方法的知晓和掌握都不尽如人意，甚至几乎不懂如何选择和使用避孕方法，造成在产后近期再次怀孕。为产后夫妇进行避孕咨询时，首先要确定对象对避孕知识了解多少，是否对某种避孕方法特别的偏好。如果对象了解或偏爱某种方法，了解其对该方法的知晓程度和掌握程度，有针对性地提供相应的信息，帮助对象做出选择。另外，应了解对象目前是产后多长时间、是否还在哺乳、是否恢复了月经和性生活、目前的性生活频率等。咨询时，应该注意以下问题：

（1）产后生育力恢复的标志，不是月经恢复，而是排卵功能恢复。母乳喂养时间越长，排卵功能更有可能在月经恢复前已经恢复，所以更应强调产后及时落实好避孕措施。

（2）排卵功能何时恢复与哺乳状况相关：如果人工喂养婴儿，产后妇女的排卵功能最早可以在产后 36 天就已经恢复；如果是完全母乳喂养，随着母乳喂养时间延长，排卵功能恢复的时间越迟。一旦添加配方奶或其他辅食，母乳喂养比例下降时，排卵功能恢复的概率增大。

（3）考虑产后哺乳期时，产后妇女体内雌激素水平比较低，阴道壁薄，阴道分泌物少，性生活时女方可能会感觉疼痛，可以建议使用避孕栓、避孕胶冻一类的避孕方法，增加阴道内的润滑度。

（4）原则上讲，产后一旦恢复性生活，就应使用避孕措施。除非这位妇女在产后6个月中完全母乳喂养，每天哺乳次数达到6~8次，而且月经没有恢复，此时可以依赖母乳喂养作为哺乳期闭经法避孕，而推迟其他避孕方法的使用。但应强调一旦添加配方奶和其他辅食后，就应使用其他常规的避孕方法。

84 产后夫妇哺乳期适宜的避孕方法和不宜选用的方法

产后夫妇在哺乳期使用避孕方法，应考虑使用的避孕方法不能影响母乳喂养的质和量，如含有雌激素的避孕方法，有可能通过抑制泌乳素的分泌而减少乳汁分泌的量，所以在此期间不能使用。

（1）哺乳期适宜的避孕方法：

1）避孕套：这是绝大多数产后哺乳期夫妇首选的避孕方法。

2）杀精剂：这里指水基杀精剂（以壬苯醇醚为代表），如避孕栓、避孕胶冻。

以上两种方法都是外用屏障避孕方法，强调有一次性生活就要用一次剂量，不要怀有侥幸心理。

3）宫内节育器：相对避孕时间比较长，可达5年以上。在产后即时（无论阴道分娩还是剖宫产，胎盘娩出并排除潜在感染可能时即刻放置）、产后42天、阴道分娩后3个月、剖宫产后6个月都可放置。如已恢复月经，则按经后放置时间。强调如果放置时仍在哺乳期、月经尚未恢复，则要求在月经恢复后或断奶后到放置的医院检查，了解节育器是否仍在位，必要时需要重新放置。因为哺乳期子宫比正常子宫偏小，此时放置的节育器型号偏小，当断奶或恢复月经后，子宫大小恢复正常，原来的节育器型号可能就不适合，容易脱落。

4）单纯孕激素避孕方法：如皮下埋植、阴道甲硅环、狄波普维拉（DMPA）。这些方法在产后6周就可以使用，如果月经没有恢复者，需排除早孕的可能。

5）绝育：男方或女方绝育都可以，因为属永久性避孕措施，夫妇双方应充分咨询、做出知情而又自主的选择。一般生育过两胎的夫妇可以考虑。

6）哺乳闭经法：见前述。

（2）哺乳期不适宜选用的避孕方法：

1）含有雌激素的避孕方法，如复方口服避孕药、复方避孕针等。因为雌激素可以抑制垂体释放泌乳素，减少乳汁的分泌，影响新生婴儿的生长发育。

2）外用避孕药膜：尽管药膜中含有的杀精剂也是水基的壬苯醇醚，但药膜需要在阴道分泌物的作用下才能充分溶解，起到杀精作用。但哺乳期妇女由于雌激素水平低，阴道分泌物少，所以不易溶解。

3）安全期，即日程推算法：因为此时妇女月经没有恢复，或刚刚恢复，尚未规则，很难准确推算出排卵期和易受孕期，容易造成避孕失败。

4）体外排精：本身属于不可靠的避孕方法。已经生育过的、近期不准备再次生育的夫妇应尽可能选择避孕效果好且稳定的避孕措施。

85 生育后期夫妇避孕方法的选择

已经完成生育计划的夫妇，只要身体健康，任何避孕方法都可以使用，但提倡选择长效、高效、稳定的避孕措施。现在我国推行独生子女政策，绝大多数夫妇在生育过一个孩子后就不准备再次怀孕，而此时还年轻，生育力仍然旺盛，意外怀孕概率还很大，所以如果不想生育，就应该切切实实地选择一种适宜的避孕方法，并落实好、使用好，尽可能好地发挥其避孕作用，避免意外妊娠。

适宜选用的避孕方法有：宫内节育器、复方甾体激素避孕方法（如口服短效药、避孕针等）、单纯孕激素避孕方法（皮下埋植、阴道甲硅环、狄波普维拉等）、避孕套、杀精剂、男女绝育等。

不适宜选用的避孕方法：安全期和体外排精，理由是避孕效果不可靠，容易避孕失误。

86 围绝经期妇女的避孕问题

围绝经期妇女尽管卵巢功能日趋衰退，但在没有完全绝经前仍有生育功能，不排除怀孕的可能，临床上也有在绝经前意外怀孕，甚至异位妊娠的病例。所以应该向围绝经期的夫妇宣传在这个特殊时期不要忘记避孕，只要还有性生活，就应该要避孕，直到月经停止来潮半年以上。在这个时期避孕选择的原则与生育后期基本一致，以选用外用避孕措施为主，原则上不再重新放置宫内节育器。

围绝经期可以选用的避孕方法：宫内节育器可以继续使用至绝经，不必提前取出；复方甾体激素避孕方法，如口服短效药，无禁忌情况可以开始使用，已经使用者在每年度随访时根据主诉和体检情况，无异常可以继续使用；单纯孕激素避孕方法如皮下埋植、阴道甲硅环、狄波普维拉等；避孕套；杀精剂（以避孕胶冻为好）；男女绝育。

围绝经期不适宜选用的避孕方法：安全期，因激素水平开始不稳定，月经开始紊乱，难以推算排卵期；体外排精；外用避孕药膜，因为阴道分泌物少，不易溶解。

87 免费的避孕药具及其获得途径

在我国，避孕药具供应有两条途径，一是免费渠道，通过单位、社区（街道、居委，或乡镇、村委）、免费发放站（点），在社区或公共场所设置的免费发放箱或柜，有些是24小时服务的；二是零售渠道，通过在医院、药房低偿购买。有些进口的避孕药具，不在免费提供的范围，都需要对象自费购买。

目前在我国免费提供的避孕药具：

（1）国产的宫内节育器：宫型、T型、γ型、母体乐型。

（2）国产的药物，如短效口服避孕药1号、2号、复方左炔诺孕酮片和三相片；长效口服避孕药复方左炔诺孕酮炔雌醚片；避孕针；皮下埋植等。

（3）国产避孕套和杀精剂（栓、膜、胶冻等）。

第三章

人工终止妊娠手术

第一节 有关概念

88 人工终止妊娠及其方法

所谓的人工终止妊娠是指使用人工的方法，如手术或药物等，来终止早期或中期妊娠，是避孕失败后的补救措施。

手术方法包括负压吸宫术、钳刮术。负压吸宫术是在妊娠早期（一般为妊娠10周以内）时通过施加一定量的负压将较早期的胚胎组织以及蜕膜组织吸出子宫腔，然后用小刮匙将剩余的蜕膜组织刮出。钳刮术是在妊娠10～14周时将早期的胎盘和胚胎组织钳夹出来，然后再进行吸刮。

药物方法是通过干扰胚胎发育和刺激子宫收缩，使胚胎组织排出宫腔。在妊娠早期，常用的是米非司酮配合前列腺素类药物。米非司酮具有强烈的抗孕激素活性，而几乎无孕激素活性，使用后使妊娠组织变性、子宫颈软化扩张、子宫平滑肌兴奋；前列腺素（常用米索前列醇）对子宫平滑肌有较强的刺激收缩作用，同时有软化和扩张宫颈的作用。两种药物作用相辅相成，导致流产和妊娠组织物排出子宫腔。

在妊娠中期，可以通过药物（如依沙吖啶）或机械性刺激（如在宫腔内放置水囊），使胎儿和胎盘排出。总称为中期妊娠引产。

在决定人工终止妊娠时，根据对象怀孕时间的长短和健康状况，结合对象的喜好和意愿，来知情选择使用某种人工流产的方法。

89 人工终止妊娠手术对受术妇女身心的影响

人工终止妊娠，无论是通过手术还是药物，都是非自然地终止妊娠，所以或多或少、或轻或重，都有可能对受术者身体上和心理上带来负面的影响。

首先从身体上讲，由于人工流产是在怀孕到一定阶段时人工终止，使得体内激素水平有一明显波动，机体需要适应这种突然的变化过程。一般经过短暂的时间，体内内分泌可以回复到一个平衡稳定的水平；然而反复流产，特别是短期内反复流产，就难以恢复，造成内分泌紊乱，有可能导致月经失调。

另一方面由于每次怀孕和终止，子宫内膜都要发生相应的变化。如果反复刮宫，对内膜伤害更大，可能会造成宫腔粘连，需要更长时间恢复，严重者无法恢复到正常的状态，临床表现可能就是月经量少、稀发甚至闭经。

每次人流手术，都是一次进入宫腔的操作，如果受术妇女的下生殖道本身有感染或潜在感染，就可能通过进腔操作上行感染，造成子宫内膜炎，甚至盆腔炎。早孕人流手术因为使用负压，在手术过程中，脱落的子宫内膜有可能游走到盆腔的其他部位，如子宫肌层、卵巢等，由于子宫内膜的特性，而在这些子宫腔以外的部位继续生长，发生子宫内膜异位症，严重的内异症也会影响受孕。

反复人工流产影响以后的妊娠与分娩。如盆腔炎症影响输卵管功能，可致不孕或异位妊娠；再次妊娠时，子宫内膜创伤可影响胚胎着床和胎儿生长发育，致流产、前置胎盘或低置胎盘、胎盘粘连、胎盘植入、产后出血等情况，严重者可危及母儿生命。如孕妇为 Rh 阴性血型，可引起严重的新生儿溶血症。

由于以上种种可能发生的人流手术的不良后果，对受术妇女及其性伴侣的性生活和整体生活质量都会带来不利的影响。有些妇女在接受过人流手术后，对性生活特别是未采取任何避孕措施的性生活，有莫名的恐惧，导致在性生活中过度焦虑，甚至会厌恶性生活，造成性冷淡。而由于月经失调、痛经、盆腔炎等病症的反复发作，都会影响妇女的生活质量，继而影响性生活质量。

尽管上述影响大多发生在多次人流以后，但也有妇女仅有一次人流就会发生。所以应该强调合理使用适宜的避孕措施，预防和减少由于人工流产对妇女及其家庭的不良影响，维护妇女的生殖健康。

第二节 人工终止早孕手术

90 早孕负压吸宫术适应证

负压吸宫术主要适用于妊娠时间较短，一般是妊娠10周内要求终止妊娠者，或因某种疾病（包括遗传性疾病）不宜继续妊娠者。在术前除了要通过询问病史、全身体检和生殖器检查以确定对象是否适合接受负压吸宫术，同时还要排除该对象可能的禁忌证：如各种疾病的急性阶段、未经治疗的生殖器炎症、全身健康状况不能耐受手术等。

91 妇女在接受早孕负压吸宫术前准备

早孕妇女在接受负压吸宫术前，应该与医师详细咨询手术的有关事项，特别是对自己有疑惑、担心的事情要尽可能了解清楚，解除思想顾虑，知情选择并同意通过负压吸宫终止妊娠。同时还要回顾此次怀孕的原因，是否在避孕措施使用方面需要改善，在术前咨询时可以与医师一起商讨术后的避孕措施的问题，做知情选择后及时落实避孕措施。如在终止妊娠手术时同时放置IUD，或提供一些口服避孕药、避孕套、避孕栓等。

为确定适应证、排除禁忌证，在术前咨询时，医师可能会重复询问有关病史及避孕史，早孕妇女应如实陈述既往人工流产史、剖宫产史、本次妊娠是否在哺乳等。检查心、肺、测量体温、血压及妇科检查。进行尿妊娠试验、阴道分泌物化验和血常规检查。如果阴道分泌物中查出有滴虫、念珠菌或清洁度异常，应在术前治疗一个疗程，复查阴性后才可进行手术；如果血常规检查有异常，也应做相应处理。另外还要进行B超检查，了解胎囊着床位置，还可及早发现异位妊娠或子宫畸形等异常情况。

如果是预约手术的，术前应该做好个人卫生工作，要求对象在术前一天洗澡，仔细清洗外阴。

手术当日测量体温，应不高于37.5℃，并排空膀胱，等待手术。

92 早孕负压吸宫术的步骤

早孕负压吸宫术属于人工流产手术中最基本的手术，通过电动、手动等装置产生负压，将宫腔内的妊娠组织物吸出。在正式进腔吸引前，需要用扩张器扩张宫颈，此时受术对象会感到下腹酸胀或疼痛；在吸引和刮宫时，子宫收缩，有些对象也会觉得疼痛难忍。为此，目前可以在手术前让对象口服小剂量米非司酮软化宫颈、口服镇痛剂减轻疼痛、或在宫颈注射利多卡因等，以减轻扩宫颈的刺激。也可静脉麻醉方法减少患者疼痛和不适。

手术过程包括常规消毒外阴、阴道、宫颈和穹隆部位；内诊复查子宫大小、位置及附件情况；用子宫探针探测宫腔深度和子宫位置；用宫颈扩张器按已探知的子宫倾屈方向逐号由小到大扩张宫颈口。扩张宫颈时对象会感到明显不适，操作时不可用暴力。根据妊娠大小和宫腔深度选择吸管大小，一般宫颈扩张器比吸管大半号。

可参考表3-1，根据妊娠周数和宫颈口大小，选择适当型号的吸管。

表 3－1　吸管大小与宫腔深度和妊娠周数的关系

宫腔深度	妊娠周数	吸管大小
8.5cm 以下	孕 6 周内	5 号
10.5cm 以下	孕 6～7 周以上	6 号
10.5cm～11.5cm	孕 7～8 周以下	7 号
11.5cm 以上	孕 8～10 周	8 号

将吸管与术前准备好的负压装置连接，试负压，负压控制在 400～500mmHg（53.2～66.5kPa）。将吸管顺子宫方向放入宫腔，到达宫底部后退出 2cm，寻找孕囊着床部位，一般前位子宫着床多在前壁，后位子宫着床多在后壁。打开负压，将吸管按顺时针或逆时针方向顺序转动，并反复由子宫底到子宫颈内口之间上下移动。如感到手中的管子传出震动感，表示胚胎及组织流入吸管内，即在该处上下移动吸引，吸尽妊娠组织。当感到宫腔缩小，子宫壁由光滑到毛糙，吸管紧贴子宫壁活动受阻，吸出物为血性泡沫时，表示宫腔内妊娠物已清除，可折叠捏住橡皮管，或关闭吸引器，取下吸管。再次吸引可改用小一号吸管，负压降至 250～300mmHg，必要时可用刮匙搔刮子宫底及两角清理宫腔，检查是否已吸干净，测量术后宫腔深度。

吸引结束，用纱布拭净阴道内血液，取出宫颈钳及窥阴器，手术完毕。如需要放置 IUD 者，按常规操作同时放置。

手术结束后，将吸出物过滤，检查胚胎及绒毛，分别测定血量及组织物的容量，是否与妊娠日数相符，如果发现异常应将全部刮出物送病理切片检查。

93 进行早孕负压吸引手术时注意事项

（1）有关负压问题：人工流产专用吸引器，必须设有安全阀和负压储备装置，不得直接使用一般的电动吸引器，以防发生意外。吸引前认真检查吸引器的电路、开关、吸引管和橡皮管是否正常。连接吸管后必须进行负压试验。吸宫时正确掌握和调整负压，负压过大时能使吸管吸住宫壁，不易移动，应先解除负压，再移动吸管，切勿强力牵拉吸管，以防穿孔。在子宫内容物快吸净时，应降低负压。

（2）严格遵守手术操作规程：术前应查清子宫大小、位置、软硬度、有无畸形可能，对前屈或后屈的子宫，用宫颈钳夹宫颈前唇，向外向下前拉，尽量纠正到中位。术中操作要轻巧、准确，尤以宫角处及宫底处，以防漏吸及残留。一切手术器械进入子宫不能超越估计的子宫长度和探针指引的深度。探针或吸管进入宫腔时遇到阻力，勿用暴力，以免方向不对造成子宫穿孔。吸引时先吸孕卵着床部位，可以减少出血。抽出吸管时，如胚胎组织堵塞在吸管头部或管腔中时，需开动吸引器，将组织吸引至瓶内再关闭机器。如组织物塞在子宫颈口，可用卵圆钳将组织取出。

（3）特殊情况的应对：术前详细询问病史，了解既往人流史及人流次数、间隔时间、子宫畸形、对哺乳期及长期服用避孕药而又妊娠者，术中更应谨慎。

1）子宫倾屈明显、子宫畸形、可疑宫角妊娠等可在B超监护下手术。

2）短期内两次人流者、或哺乳期妊娠、或长期服用甾体激素避孕的子宫质地较软，术前先用子宫收缩剂，以防子宫穿孔。

3）双子宫吸宫术时，两个宫腔都要吸宫，以防组织残留。

4）有剖宫产史者，吸宫时要注意瘢痕组织处，以防穿孔。

5）子宫肌瘤合并妊娠，由于肌瘤使宫腔形态变形，要测准宫腔长度，防止漏吸或残留。肌瘤合并妊娠吸宫时，一般出血量偏多，吸前及术中均可用子宫收缩药物。

6）子宫带器妊娠者，应在术前检查 IUD 情况，人流术中或术前取出节育器，取出困难者需作进一步检查和处理

（4）麻醉与体位：一般不需麻醉，初孕妇宫颈过紧者，可作宫颈局部麻醉。取膀胱截石位。如有条件，必要时也可采用静脉麻醉或其他麻醉镇痛方法。

94　早孕负压吸引手术后指导注意事项

（1）术后观察 30 分钟到 1 小时，嘱受术对象俯卧，注意阴道流血量及全身情况，如无异常方可离开手术区域。

（2）嘱咐对象术后两周内禁止坐浴，术后一个月内或转经前避免性生活。保持外阴清洁，及时更换卫生巾，不要使用卫生棉条。嘱咐对象一个月后应随诊一次。

（3）告知对象一般阴道流血（恶露）在术后 1～2 周应当干净。如有异常情况，如外阴有异味，且恶露颜色或性状有异样，或下腹疼痛明显时；术后二周阴道流血未净，而且伴有异味和/或伴下腹疼痛时；有发热时，应及时复诊，以便及时诊断和处理术后感染或人流不全。

（4）指导术后避孕方法：如对象在人流术时未放置宫内节育器，应在对象术后休息时，帮助确认避孕措施的使用，结合术前咨询时的选择，进一步强化使用要点。特别是当其曾经使用此种方法而发生避孕失败，更应该核查对象的使用细节，以帮助她避免再次失败。

（5）术后心理疏导：针对有些妇女在术前对人工终止妊娠手术及其相关的危险性认识不足，应抓紧术后机会做好心理疏导。针对具体情况，给予咨询指导。如果对象配偶或性伴侣陪伴，也应一同进行。特别是术后注意事项应让男方一同遵守和支持。

95 钳刮手术的适应范围和手术步骤

钳刮手术适用于：①妊娠在 10 ~ 14 周以内自愿要求终止妊娠而无禁忌证者；②因某些疾病（包括遗传性疾病）不宜继续妊娠者；③其他流产方法失败者。原则上，妊娠 10 周或以上必须住院接受手术。禁忌证基本同早孕负压吸宫术。

主要手术步骤：

（1）宫颈准备：

钳刮术对象胎儿相对较大，胎儿骨骼发育，所以妊娠 3 个月左右行钳刮术时，术前应作宫颈准备，以降低损伤风险。具体方法有：

1）机械扩张法：阴道冲洗后 3 天实施。

- 术前 16 ~ 18 小时用 18 号无菌导尿管一根，插入宫腔，留下约 1/2 的部分用无菌纱布卷住，置于阴道后穹隆。
- 术前 16 ~ 18 小时用灭菌宫颈扩张棒或亲水棒扩张宫颈。

2）药物准备：术前2～3小时口服米索前列醇0.4～0.6mg，或将卡孕栓0.5～1mg置入阴道，或宫术安栓纳肛。

（2）钳刮术操作：

1）手术者穿手术衣裤、戴口罩、帽子；常规洗手，戴无菌袖套及手套；整理手术器械台面。

2）受术者采取膀胱截石位，核对受术者信息。

3）常规消毒外阴和阴道，铺无菌巾。阴道检查子宫位置、大小及附件情况，换消毒手套。用窥阴器扩开阴道，暴露宫颈，消毒宫颈及穹隆。用宫颈钳钳夹宫颈的前唇或后唇，消毒颈管。

4）用探针探测宫腔深度，扩张宫颈口适当程度。

5）破膜。用吸管或有齿卵圆钳进入宫腔寻找囊性感部位，轻轻夹破胎膜，待羊水流尽后，酌情使用宫缩剂。

6）钳取胎盘与胎儿。弯卵圆钳深入宫腔，探测胎盘附着部位，触到胎盘组织特有柔软感时，钳夹胎盘组织。轻轻转动同时牵拉，尽量完整或大块地钳出胎盘，避免出血过多。钳取胎儿注意尽量沿胎体纵轴通过宫颈管，避免损伤。

7）清理宫腔。胎盘及胎儿大部钳出后，宫颈注射缩宫素（催产素）10U，再用7～8号吸管300～400mmHg负压吸引宫腔，中号刮匙按顺序搔刮宫腔。

8）详细检查刮出物，估计与妊娠周数是否相符。

9）用探针测宫腔深度，取下宫颈钳，无活动性出血后拭净宫颈和阴道、取下窥器。

10）填写手术记录。

96 早孕负压吸宫术和钳刮术过程中可能的并发症及处理

在实施早孕负压吸宫术和钳刮术前，手术者应当对受术者本次妊娠情况（包括孕周、子宫的大小位置）、既往病史和手术史、避孕史、生育史（特别是人流史）等作仔细核实，按规范进行手术操作，可以减少各种并发症的发生。

(1) 术时子宫出血：指在负压吸宫术和钳刮术中出血量大于200ml。常因子宫收缩不良、胎盘附着位置低、或伴有损伤（宫颈撕裂、子宫穿孔损伤血管）。一旦发生，应迅速处理：尽快清除宫腔内残留组织；宫腔已清理干净者则停止手术；使用宫缩剂或按摩子宫以促进子宫收缩；如有损伤，根据具体情况及时处理。

(2) 人流综合征：也称人流综合反应或心脑综合征，发生率0.06%～12.5%。典型表现为头晕、胸闷、恶心、呕吐、面色苍白、冷汗、血压下降、心动过缓，严重时晕厥、抽搐、心律不齐甚至心脏停搏。发生原因主要是由于手术操作对子宫和宫颈局部的刺激，引起反射性迷走神经兴奋，释放大量乙酰胆碱，引起冠状动脉痉挛，房室传导障碍，血压下降，心脑供血不足。也与孕妇情绪紧张或宫颈扩张困难、过高负压或强烈的子宫收缩等因素有关。一旦发生，应立即帮助对象取平卧体位，测量血压脉搏，吸氧，肌注或静脉给予阿托品0.5～1mg，25%或50%葡萄糖100ml推注或滴注，酌情慎用血管收缩药物。

(3) **子宫穿孔**：较少见，国内发生率0.05%～0.88%，国外发生率0.09%～0.2%。典型表现为操作过程中有落空感无底感、宫腔深度超过手术开始时的探测值、吸管失去负压，以及受术者的突然叫痛。取出吸管，可见异样组织堵在吸头，多为肠脂垂，甚至可见肠段。易发生在子宫过度倾屈、哺乳期、长期服用避孕药、双子宫单宫颈（子宫分叉处）、反复多次人流或近期人流、近期子宫手术操作史的对象。一旦发生，应立即停止手术。根据操作情况和临床表现进行处理。穿孔小，可以保守治疗：宫缩剂、抗生素、住院观察。如妊娠物尚在宫内，可由有经验医师在应用宫缩剂同时再次吸宫，在B超监护下手术更好。穿孔大，或损伤其他组织时，应急诊手术：需保留生育功能者可修复子宫；无生育要求者可修复子宫并作输卵管结扎；有感染迹象者，须切除子宫。

(4) **宫颈裂伤**：有环行撕裂和内口撕裂。典型表现为在术中突然有器械失控感觉，子宫内有鲜血流出，可见宫颈裂伤出血。发生原因多为宫颈阴道段小而紧，宫颈钳反复钳夹，反复滑脱造成；或宫颈口紧用力过猛或未按序号扩张；或孕月过大，宫颈口扩张不充分等。如轻度裂伤可以通过局部压迫止血，如裂伤>2cm或有活动性出血需行缝合术。

(5) **漏吸及空吸**：前者为宫腔内妊娠进行人工流产，但胚胎组织未能吸出，以致妊娠继续发展，主要原因为生殖器畸形、操作失误、孕月太小、子宫穿孔或子宫过度倾屈位等。后者为非宫内妊娠行吸刮宫术，主要由于子宫肌瘤、子宫纤维化、子宫肥大、卵巢肿瘤、月经失调的误诊；生化妊娠；HCG假阳性；异位妊娠等。发生空吸尤其应警惕宫外孕。如果在术后检查吸刮出的组织物时未见胚胎及绒毛，或组织物太少与孕月不符，均需将组织物送病理检查，查血 HCG 定量，并嘱咐对象接受 B 超等随访。

(6) 羊水栓塞：少见，发生于钳刮术时，在破膜后数分钟内发病，来势凶险，预后较差。典型表现为突发呼吸困难、咳嗽、发绀、子宫出血不止、出血不凝、休克表现等。病情因进入母体血循环的羊水量多少而轻重不一。发病原因为羊水未流尽，钳夹胎盘时血窦开放，如发生子宫收缩，即可将羊水及其他有形物质挤进子宫血窦，进入母体循环而致病。应当预防为主，即在施术前宫颈准备（药物或放置扩张棒）；扩张宫颈时动作要轻柔缓慢，不要跳号；待羊水流尽后再动手钳刮和应用宫缩剂。

第三节 人工终止中期妊娠

97 中期妊娠引产的方法和适宜人群

中期妊娠引产适用于妊娠 14～27 周内自愿要求终止妊娠而无引产禁忌者、或因某种疾病（包括遗传性疾病）不宜继续妊娠者，或产前诊断发现胎儿畸形者。

常用引产方法有：

(1) 依沙吖啶（Rivanol，利凡诺）羊膜腔内注射药物引产：最为常用。它是一种强力杀菌剂，会引起离体或在体子宫肌肉收缩。常规将 0.5%～1% 依沙吖啶 10 毫升（含药物 50～100 毫克）注入羊膜腔内作为引产，能引起子宫收缩，促使胎儿和胎盘排出。临床引产效果可达 90%～99%。优点为成功率高、引产时间短、流产过程较安全、感染发生率低、操作简便、经济实用等。缺点为胎盘和胎膜残留率较高、出血较多、常需清宫；孕周大宫缩强，易造成软产道撕裂，故中央性前置胎盘禁忌，瘢痕子宫慎用。

（2）水囊引产：将无菌水囊放置在子宫壁与胎膜之间，囊内注入适量液体，机械性刺激宫颈管神经感受器，通过神经传导到神经垂体（垂体后叶），促使内源性缩宫素（催产素）分泌增加，引起宫缩，迫使胎儿及附属物排出。水囊引产成功率与孕周大小有关，孕周越大，成功率越大。优点为简便、经济。缺点为有引起感染的风险；前置胎盘或瘢痕子宫均为禁忌之列

（3）剖宫取胎术：现在较为少用，因其他引产方法安全性好，而且操作简单，效果满意。一般在其他引产方法或药物不适宜应用时使用，可同时进行双侧输卵管结扎手术。

98 中期妊娠引产手术前的咨询和术前准备

中期妊娠引产时胎儿已经成形，而且随着孕周的增大，各种引产方法对孕妇的身心健康带来的影响加大，所以在提供引产手术前，必须为受术对象夫妇（或性伴双方）充分的咨询。咨询内容包括双方此次怀孕的原因和终止妊娠的意愿、孕妇的健康状况（目前和既往史）、生育史、末次妊娠的时间和终止方法、可以选用的终止中期妊娠的方法及其利弊、引产过程和术后可能发生的并发症和不良反应、胎儿存活可能等。应让对象夫妇（或性伴双方，如为青少年还包括其监护人）对引产手术的相关信息充分知晓，在询问后没有问题的情况下让双方签署知情同意书；如果是 19 岁以下的少女，

还需其监护人知情签字。

术前需测量孕妇的血压、体温、脉搏，进行全身及妇科检查，注意除外禁忌证和需特殊关注的问题。检查血尿常规及出血、凝血时间、血型、心电图、乙型肝炎病毒表面抗原、肝、肾功能的测定、B超胎盘定位。

99 中期妊娠引产的并发症及其处理

中期妊娠引产可能发生的并发症包括出血、损伤（子宫穿孔、子宫破裂、宫颈裂伤、阴道撕裂）、感染和羊水栓塞。

（1）出血：中期妊娠引产术中出血超过300ml应诊断为引产出血，出血多应警惕失血性休克及播散性血管内凝血（DIC）发生。引产出血多因胎盘问题如胎盘前置状态、胎盘滞留/残留；其次为软产道损伤如宫颈撕裂伤或子宫破裂；也可能因为子宫收缩不良，与多次分娩、子宫畸形、情绪紧张极度疲劳、产程迟滞、全身健康不良或疾病有关；胎盘早剥或凝血功能障碍较少见。根据可能的发生因素做好预防工作，引产前B超发现胎盘前置状态应选用合适的引产方式或等待胎盘前置状态消失；严密观察产程，避免宫缩过强造成产道损伤；胎儿娩出后应用宫缩剂加强宫缩；重视第三产程的观察并处理好胎盘问题。一旦发生出血，迅速针对病因及时处理，随时警惕失血性休克发生，抗生素预防感染。

（2）软产道损伤：以宫颈撕裂为主，偶有子宫峡部及阴道后穹隆撕裂。宫缩过强，而宫口未能相应扩张，也可引起子宫破裂。特别是有子宫发育不良、子宫畸形或肌瘤剥除术后及剖宫产史等对象，在引产过程中，容易发生子宫破裂。一旦发生，及时取出胎儿和胎盘，并进行修补术。根据失血和孕妇全身状况，同时给以输液、输血和抗休克等纠正血容量的治疗。使用抗生素以预防感染。

(3) **感染**：中期妊娠引产发生感染常常来势凶猛，病情严重，发展迅速，易发展成感染性休克，死亡率高。表现为胎儿排出前后寒战、高热，可伴腹泻，严重时出现中毒性休克症状；阴道排液混浊、臭味，宫体压痛；可伴盆腔结缔组织炎或盆腔脓肿，可继发 DIC，循环、呼吸及肾功能衰竭；血常规示白细胞升高，中性粒细胞 >90%，核左移，可见中毒颗粒。如怀疑感染，应注意尽快清除宫腔内容物，做宫腔培养及药物敏感试验，积极应用足量、敏感的广谱抗生素静脉给药，严密观察病情，预防感染性休克发生。

(4) **胎盘滞留或胎盘胎膜残留**：指中期妊娠引产胎儿排出半小时后，胎盘和胎膜全部滞留或部分残留在宫腔内，常伴大量出血。应在严格消毒情况下及时行人工剥离胎盘，清除宫腔内残留组织，手术后应使用宫缩剂和抗生素。

(5) **羊水栓塞**：中期妊娠引产过程中由于羊水中的有形物质，如胎脂、毳毛、胎粪、上皮等，作为栓子突然大量进入母体血液循环而引起的肺部栓塞、过敏性休克、凝血机制障碍、急性循环呼吸功能衰竭、急性肾功能衰竭等一系列危重征象。羊水栓塞是产科严重并发症之一，死亡率极高。中期妊娠羊水内有形物质较足月妊娠少，引起机体过敏反应较足月妊娠为轻，如能及时发现和正确处理，死亡率相对较低。孕周越大，危险性越大，应引起足够重视，产程中避免宫缩过强造成羊水进入母体血液循环。

100 依沙吖啶引产的禁忌证

依沙吖啶羊膜腔内注射中期妊娠引产安全、经济、有效，临床上常被作为终止中期妊娠的首选方法，但也不是所有人都能使用。如果孕妇全身健康状况不良，不能耐受手术；或处在各种疾病的急性阶段；或有急性生殖道炎症或穿刺部位皮肤有感染；或术前B超检查发现是前置胎盘（中央性）；或孕妇对依沙吖啶过敏都不能接受手术。另外一些对象如果在子宫体上有手术瘢痕、宫颈有陈旧性裂伤、子宫颈因慢性炎症而电灼术后、子宫发育不良者应该谨慎选择该方法。如果受术妇女术前24小时内两次测量（间隔4小时）体温在37.5℃以上者也应暂缓手术。

101 依沙吖啶羊膜腔内注射引产的步骤

（1）羊膜腔穿刺术应在手术室或产房进行。受术者排空膀胱，取平卧位，月份大者可取头稍高足低位。术者戴口罩、帽子及消毒手套。将子宫固定在下腹部正中，在子宫底两、三横指下方中线或中线两侧，选择囊性感最明显的部位作为穿刺点。腹部穿刺部位用消毒液消毒皮肤，铺无菌有孔巾。选用7~9号带有针芯的腰椎穿刺针，从选择好的穿刺点垂直刺入（与子宫壁垂直），一般经过三个阻力（即皮肤、肌鞘、子宫壁）后有落空感，拔出针芯，见有羊水溢出或用注射器回抽见有羊水，证实针头已进羊膜腔内。换上装有药液的注射器，抽羊水与药液混合，慢慢将药物注入羊膜腔内，拔出针头，穿刺部位用纱布压迫胶布固定。

（2）术中注意要点：

1）预防感染。重复穿刺注药术，不得超过二次。

2）观察抽出羊水性状，正常的羊水应是清亮透明的，如抽出血液，勿注药物，可能是针刺入胎盘，此时，可继续向深处进针，如仍有血液，应另选穿刺部位，如1～2次穿刺不成功，要在B超引导下直接向羊水池内穿刺，如还抽不到羊水则停止穿刺，观察48h如无异常，再进行穿刺，待抽到清亮羊水后注药。

3）准确掌握用药剂量，防止用药过量引起中毒，药量过小则达不到引产的效果。

4）依沙吖啶只溶于注射用水。

（3）术后处理：

1）详细观察注药后的反应。一般注药24h内即可出现宫缩，要注意宫缩的强度及宫颈扩张情况。当胎儿、胎盘娩出后应仔细检查胎盘、胎膜是否完整，如不完整应即时用卵圆钳取出或用钝刮匙刮宫。

2）羊膜腔内注射药物，如第一次引产不成功，须等待72小时后再重复注射第2次。

第四节　药物终止妊娠

102　药物终止早期妊娠及其适应证

药物终止早期妊娠方法一般可以经过口服、注射、经阴道等途径给药。目前最常用的药物终止早期妊娠方法是米非司酮配伍米索前列醇终止早期妊娠。

（1）适用对象：

1）18～40岁健康妇女，确诊为正常宫内妊娠、停经天数不超过49天（从末次月经第1天算起）、本人自愿要求使用药物终止妊娠。

2）手术流产的高危对象：生殖道畸形（残角子宫例外）、严重骨盆畸形、子宫极度倾屈、宫颈发育不全或坚韧无法探宫腔者、瘢痕子宫、产后哺乳期妊娠、多次人工流产等。

3）对手术流产有顾虑或恐惧心理者。

（2）禁忌情况：

由于使用米非司酮和米索前列醇两种药物，在使用前应考虑使用者是否存在任一药物的禁忌证。

1）如果对象患有肾上腺疾患、糖尿病等内分泌疾患、肝肾功能异常、妊娠期皮肤瘙痒史、血液疾患、血管栓塞病史或与甾体激素有关的肿瘤患者，应慎用米非司酮。

2）如果对象患有心血管系统疾病（如二尖瓣狭窄、高血压、低血压（80/50mmHg）、青光眼、胃肠功能紊乱、哮喘、癫痫等患者禁用前列腺素。

3）对象吸烟超过10支/天或嗜酒、过敏体质、带器妊娠、异位妊娠或异位妊娠可疑、贫血（血红蛋白低于95g/L）、妊娠剧吐、长期服用药物（如利福平、异烟肼、抗癫痫药、抗抑郁药、西咪替丁、阿司匹林、吲哚美辛、巴比妥类等），也不宜药物流产。

另外，因为药物流产是依赖药物引发的自然流产，约5%～10%对象可能不全流产，一般需要多次来院随访，所以居住地离医疗单位远、不能及时就诊随访者，也不宜选择药物流产。

103 米非司酮配伍米索前列醇终止早孕的操作程序

（1）知情同意：

在对象决定通过人工方法终止妊娠时，应根据其孕周大小和个体情况，介绍药物流产和手术流产两类方法的利弊。当对象考虑药物终止早孕时，应进一步讲清用药方法、流产效果（完全流产率约90%）和可能出现的不良反应，如对象自愿选用药物流产，签署知情同意书后方可用药。

（2）术前准备：

包括询问病史，进行体检和妇科检查，确诊是否为宫内妊娠，注意子宫大小与停经时间是否相符；进行实验室检查（阴道清洁度、滴虫和真菌检查，血红蛋白或血常规；尿妊娠试验，必要时进行血β－HCG测定）。

必须经B型超声检查，如果显示胚囊的平均直径大于25mm，或如有胚芽、有胎心搏动者不宜药流。

经检查合格者，应予填写药物流产记录表，确定服药日期和随访日期，告知注意事项，嘱对象记录阴道出血情况及不良反应。

（3）用药方法：

1）米非司酮：每次服药前后各禁食1小时，温水送药。

- 顿服法：用药第1天顿服米非司酮200mg。
- 分次服法：用药第1天和第2天上午服米非司酮50mg（2片，25mg/1片），12小时后服25mg（1片）。

2）前列腺素：第3天上午口服米索前列醇600μg（3

片），留院观察6小时。

（4）服用药物后要注意观察：

1）药物不良反应、阴道开始出血时间和出血量，如出血量多或有组织物排出，应及时携带组织物来院就诊。

2）留院观察期间

- 观察体温、血压、脉搏变化及恶心、呕吐、腹泻、头晕、腹痛、手心瘙痒、药物过敏等。警惕过敏性休克及喉头水肿等严重不良反应，症状较重者应及时对症处理。
- 观察出血和胚囊排出情况。如有活动性出血，应即刻阴道检查处理，如有组织物嵌顿予以钳出；如出血200ml及时清宫。胚囊排出后再观察1小时，出血不多方可离院，并预约2周左右来院随诊。观察6小时后胚囊未排出者，如出血不多也可离院，并预约1周左右来院随访。

（5）注意事项：

1）服药必须按时，不能漏服。

2）用药者在开始阴道出血后，应使用专用便器，以便观察有无组织物排出。

3）如突然发生大量活动性阴道出血、持续腹痛或发热，均需及时就诊。

4）药物流产后，转经前应禁房事，转经后应及时落实避孕措施。

104 药物流产术后随访的意义

药物流产是通过药物影响胚胎发育和促进子宫收缩，将妊娠组织排出体外。但服药对象有个体差异，90%~95%的对象能够顺利完成流产过程；有些人却对药物作用不敏感，服用药物后胚胎发育没有受到任何影响；有些人胚胎尽管发育停止，但妊娠物未排出体外；还有些人虽然胚囊已经排出，但还有绒毛组织残留，伴有阴道流血量多或持续时间长，需要经过清宫才能达到完全流产。所以说，必须强调服药后的随访，及时处理各种问题及并发症，以确保流产效果安全有效。随访时观察要点：

（1）胚囊未排出者用药后1周随访：重点了解离院后阴道出血和胚囊排出情况，应作超声检查。确诊为继续妊娠或胚胎停育应作负压吸宫术；胚囊已排出者，预约用药后第15天来诊。

（2）用药后2周随访：如胚囊排出后，至来诊时尚未止血，应作超声检查或HCG测定。出血如月经样，诊断为不全流产者，应行清宫处理，组织物送病理检查，适当应用抗生素；如出血不多，根据临床情况，可继续观察至第3周酌情处理。

（3）用药后3周随访：应结合出血的临床表现，HCG和B超检查，诊断不全流产者清宫，诊断完全流产子宫复旧不良者用雌孕激素促进内膜修复，使出血尽快停止，以免继发感染，减少对今后生殖健康的影响。

（4）用药后6周随访：作流产效果评定和了解月经恢复情况。药物流产效果评定标准：

1）完全流产：流产过程顺利，出血自行停止，自然转经，未行清宫术者。

2）不全流产：用药后胚囊自然排出，在随诊过程中因各种原因行清宫术，刮出物经病理检查证实为绒毛组织或妊娠蜕膜组织者。

3）失败：至用药第8天未见胚囊排出，经B超发现继续妊娠或胚胎停育者，最终采用负压吸宫术终止妊娠，均为药流失败。

105 手术人流和药物人流的异同

手术流产和药物流产均是终止妊娠方法，一个是机械性吸刮，一个是口服药物，各有其利弊，分析其异同点如下：

首先，终止妊娠的方法不同，但都会对身体有伤害。

其次，终止妊娠的时间不同。负压吸宫一般在停经50天左右最好（末次月经来潮第一天算起），即使有早早孕吸宫，因为胚胎组织小，容易发生漏吸，对手术操作人员的技术要求较高。药物流产一般在早孕确诊后就可以进行，原则上越早越好。国家规定为停经49天以内，或医师根据B超检查显示宫内孕囊的大小，参考停经天数，决定能否药流。

第三，妊娠终止的过程中妇女主观和客观痛苦不同。负压吸宫术必须在医院手术室进行，尽管属于门诊小手术，但当孕妇一躺上手术台，听到金属器械的碰撞声，看到医护人员忙碌的身影，总会下意识地产生一种紧张感。再说，吸引术需要用不同大小型号的扩宫器扩张宫颈，妇女会有一阵阵酸胀的感觉，在负压吸引和刮宫时子宫收缩也有疼痛的感觉，所以总体来说，手术流产要痛苦一些，但还是可以忍受的，加上现在许多医院开展无痛人流或镇痛人流，对减缓手术过程中的痛苦很有帮助。相对来讲，药流痛苦就小多了，通过分几次口服药物，大多数人类似痛经的感觉，或有些胃肠道不适，但都是一过性的。所以一些对疼痛特别敏感者、恐惧手术者可以选择药物流产。

第四，流产结果有所不同。无论手术流产还是药物流产，成功率都不是100%的。药物流产的结果需要等待几天或几周的观察，手术流产则在术后就可以肉眼观察刮出物，比较快地知道成功与否。阴道出血时间也是手术流产较短，大多在一周左右，而药物流产一般在两周左右。

第五，对日后生育的影响。手术流产有器械操作过程，如宫颈扩张、宫腔内负压吸引和搔刮，可能损伤宫颈或子宫内膜，还可能引起输卵管堵塞，以至于影响以后生育；而药物流产虽无损伤，痛苦小，但是药流后出血时间较长，可能继发上行感染，也可能影响以后生育。近年来有报道药物流产与手术流产后的妊娠结局的影响，包括自然流产、异位妊娠、早产和低体重儿的发生，是相似的。